医药卫生高等院校创新教材

供口腔医学、口腔医学技术、口腔修复工艺等专业使用

口腔预防医学

（第 3 版）

主　　编　文　静

副 主 编　郜文秀　李启艳

编　　者　（以姓氏汉语拼音为序）

陈志红　襄阳职业技术学院

郜文秀　韶关学院医学院

李　红　山东医学高等专科学校

李启艳　云南省第一人民医院

刘泽念　遵义医药高等专科学校

王　阳　韶关学院医学院

王思斯　北京大学口腔医院

文　静　佛山科学技术学院

衣　娟　黑龙江护理高等专科学校

科 学 出 版 社

北　京

内 容 简 介

本教材共 11 章,主要内容包括绪论、口腔流行病学、龋病的预防、牙周病的预防、其他口腔疾病的预防、氟化物与口腔健康、自我口腔保健方法、特定人群的口腔保健、口腔健康教育与口腔健康促进、社区口腔卫生服务、口腔医疗保健中的感染与控制。本教材以培养学生工作岗位胜任力为目标,具有思想性、时代性和适教性特色。

本教材可供口腔医学、口腔医学技术、口腔修复工艺等专业学生学习使用。

图书在版编目(CIP)数据

口腔预防医学 / 文静主编 . —3 版 . —北京:科学出版社,2022.12
医药卫生高等院校创新教材
ISBN 978-7-03-073810-3

Ⅰ. ①口… Ⅱ. ①文… Ⅲ. ①口腔科学 – 预防医学 – 医学院校 – 教材 Ⅳ. ① R780.1

中国版本图书馆 CIP 数据核字(2022)第 217193 号

责任编辑:池 静 / 责任校对:杨 赛
责任印制:霍 兵 / 封面设计:涿州锦晖

科 学 出 版 社 出版
北京东黄城根北街16号
邮政编码:100717
http://www.sciencep.com

三河市骏杰印刷有限公司 印刷
科学出版社发行 各地新华书店经销

*

2005年8月第 一 版 开本:850×1168 1/16
2022年12月第 三 版 印张:7 1/4
2024年1月第十八次印刷 字数:220 000
定价:39.80元
(如有印装质量问题,我社负责调换)

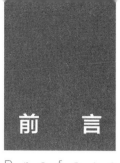

前言

Preface

　　党的二十大报告指出"人民健康是民族昌盛和国家强盛的重要标志。把保障人民健康放在优先发展的战略位置，完善人民健康促进政策。"贯彻落实党的二十大决策部署，积极推动健康事业发展，离不开人才队伍建设。"培养造就大批德才兼备的高素质人才，是国家和民族长远发展大计。"教材是教学内容的重要载体，是教学的重要依据、培养人才的重要保障。同时，教材突出互联网＋职业教育的融合，开发配套的教材数字化资源，打破学习者受时间和空间限制的传统学习方式。

　　本教材在上一版教材的基础上更新了重要理论和调查方法，补充了国内外最新的常见口腔疾病流行病学数据，新增了自我口腔保健方法、酸蚀症预防、口臭防治等内容，强化了口腔健康教育与促进、口腔医疗保健中的感染防控等内容。在正文中穿插案例、链接、医者仁心、自测题模块等，使学习具有思政性、趣味性、时代性。

　　由于编者能力有限，书中若有疏漏之处，恳请广大读者批评指正。

编　者
2023 年 12 月

配 套 资 源

欢迎登录"中科云教育"平台，**免费**数字化课程等你来！

"中科云教育"平台数字化课程登录路径

电脑端

▶ 第一步：打开网址 http://www.coursegate.cn/short/9ZOCS.action

▶ 第二步：注册、登录

▶ 第三步：点击上方导航栏"课程"，在右侧搜索栏搜索对应课程，开始学习

手机端

▶ 第一步：打开微信"扫一扫"，扫描下方二维码

中科云教育

▶ 第二步：注册、登录

▶ 第三步：用微信扫描上方二维码，进入课程，开始学习

PPT 课件，请在数字化课程中各章节里下载！

目　录

Contents

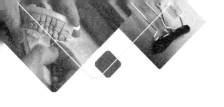

第1章
绪　论

第1节　口腔预防医学的基本概念

口腔健康与全身健康关系密切，一方面是因为口腔属于身体的一部分，口腔健康是全身健康的组成部分；另一方面口腔的多种疾病与全身疾病相关联，如龋病与心内膜炎的关系、牙周病与糖尿病的关系等都已被广泛研究和报道。口腔疾病不仅指传统的牙齿及其周围组织的疾病，还包括颅颌面、口腔软组织发生的疾病。

口腔疾病的预防方法不仅包括一些具体的干预措施，也包括普及口腔健康知识、改变口腔不良习惯、提高口腔保健意识以及控制与全身健康相关的共同危险因素等。

一、口腔预防医学的定义与工作范畴

（一）定义

口腔预防医学是口腔医学的重要组成部分，与口腔医学的各个领域都有着密切的内在联系。它以人群为主要研究对象，研究口腔健康及其影响因素、预防口腔疾病的措施及对策，通过有组织的社会努力，达到预防和控制口腔疾病的目标，是一门促进口腔健康的科学。

（二）工作范畴

口腔预防医学的工作范畴包括口腔流行病学、龋病的预防、牙周病的预防及其他口腔疾病的预防、氟化物与口腔健康、自我口腔保健方法、特定人群的口腔保健、口腔健康教育与口腔健康促进、社区口腔卫生服务以及口腔医疗保健中的感染与控制等。

二、三级预防的原则

在医学实践中预防和治疗两者相辅相成，预防可以防止疾病发生，治疗亦能预防更严重疾病发生。预防贯穿于疾病发生前直到疾病发生后转归的全过程，形成了三级预防的概念。

（一）一级预防

一级预防又称病因预防，是针对病因的预防措施，是疾病发生前的预防。消除致病因素，防止致病因素对人体的危害是一级预防的主要任务。如自我保健、健康教育与促进、控制菌斑，特殊预防手段包括使用氟化物和窝沟封闭等。

（二）二级预防

二级预防又称临床前期预防，是针对疾病早期的预防措施，即在疾病发生的前期做到早期诊断和早期治疗。如定期口腔检查、高危人群筛查、早期龋充填、龈炎治疗等。

（三）三级预防

三级预防又称临床预防，是针对疾病处于中后期时的预防措施。通过有效的治疗措施，防止病情恶化，预防并发症和后遗症，尽量恢复或保留口腔功能，如牙列缺损和缺失的修复等。

第2节　口腔预防医学的发展

从口腔预防医学发展历程看，大致可分为4个阶段：萌芽阶段、科学基础形成阶段、发展阶段以及新发展阶段。

一、萌 芽 阶 段

公元18世纪40年代之前是预防口腔医学的原始启蒙阶段，又称经验主义阶段。由于牙病的痛苦难忍，人们在长期实践摸索中自然产生了预防牙病的意识与行为，包括漱口、叩齿、刷牙等，积累了丰富经验，有些方法沿用至今。

二、科学基础形成阶段

1850～1950年是口腔预防医学的科学基础形成阶段，两项重要发现推动了牙医学专业的革命，也推动了口腔预防医学的发展。

1. 龋病病因学说的提出　1890年，美国牙科医生和微生物学家维洛比·米勒进行了口腔细菌学研究，证明细菌作用于糖可以产酸，使牙釉质脱矿而引起龋，系统阐述了龋病病因学说——化学细菌学说，对龋病的临床诊断治疗具有重要意义，引起许多国家前所未有的刷牙运动，促进了刷牙方法的改进和牙线的使用。

2. 氟化物防龋的发现　1896年，德国人德宁格尔（A. Deninger）就曾用氟化物制剂对抗牙科疾病，并指出饮食中缺氟是引起牙病的重要因素。1942年，美国口腔科专家亨利·迪安调查发现，随着饮水氟浓度增加，氟牙症的严重程度增加，而龋病患病率下降，在饮水氟浓度为1mg/L时龋病发病率最低。1945年美国开展了饮水氟化项目，取得了明显的防龋效果，奠定了氟化物防龋的基础。

三、发 展 阶 段

1937年，美国成立了美国公共卫生牙医学会。1950年建立了美国口腔公共卫生委员会，旨在促进全民的口腔健康。

世界卫生组织（World Health Organization，WHO）1948年成立，以促进全球人口达到可以接受的口腔健康水平为目标，在全球范围内开展预防和控制口腔疾病的项目，如召开氟化物研讨会、推广饮水氟化等。1971年，WHO为了解各国口腔健康状况和口腔疾病流行情况，发布了《口腔健康调查基本方法》，至2013年已对《口腔健康调查基本方法》做了四次修改，为世界各国开展口腔健康调查提供了统一的检查标准和方法。1979年，WHO与世界牙科联盟（World Dental Federation，FDI）联合提出了2000年全球口腔卫生保健目标。WHO把口腔健康作为人体健康的十大标准之一，明确口腔健康标准是牙齿清洁、无龋洞、无痛感，牙龈颜色正常、无出血现象。

我国口腔预防医学的发展始于20世纪中期。1945年，华西协和大学牙医学院（现四川大学华西口腔医学院）成立牙科公共卫生学系。1979年，北京医学院口腔医学系（北京大学口腔医学院）在全国首先成立了口腔预防科，口腔预防医学作为一门独立课程开始正式纳入教学课程。1983年，我国卫生部组织了首次全国中、小学生的口腔健康调查，第一次采用WHO的口腔健康调查基本方法，其后每隔十年开展一次口腔健康流行病学调查，为了解我国城乡居民口腔健康状况和流行趋势、口腔保健知识、观念和行为情况提供了基本数据。1988年12月卫生部批准成立了全国牙病防治指导组。1989年，我国将每年9月20日定为全国爱牙日，并以"爱牙健齿强身"为中心主题，指导开展了一系列的口腔健康教育和口腔健康促进活动。1994年起，经民政部批准成立的中国牙病防治基金会开展了一系列口腔预防应用研究项目，开展了龋病与牙周病的社会调查、龋病病因学的研究、氟化物和窝沟封闭术防龋的研究，并开始了饮水氟化防龋试点项目。2008年起，卫生部设立中西部儿童龋病综合干预项目，后来扩展到东部地区称为国家儿童龋病综合干预项目，内容包括窝沟封闭、局部用氟、口腔检查和口腔健康教育。

四、新发展阶段

21世纪以来，随着人们对口腔健康的要求和对疾病预防意识的提升，健康的生活方式和行为习惯正在得到普及，人类的口腔健康与全身健康会有普遍的提高。口腔预防医学的未来发展将呈现以下几大趋势：①注重引导人们改变不良的生活方式，推崇健康科学的口腔卫生习惯；②注重口腔健康和全身健康共同危险因素的控制；③注重重点人群和高危人群的筛查、监测和干预；④注重口腔疾病预防的公平性，实现人人享有口腔保健；⑤注重新技术在口腔预防中的应用，借助分子生物学、遗传基因工程学、大数据技术等进行检测、筛查和干预。

我国《健康口腔行动方案（2019—2025）年》提出了"以提高群众口腔健康水平为根本，以健康知识普及和健康技能培养为基础，以口腔疾病防治适宜技术推广为手段，以完善口腔卫生服务体系为支撑，全面提升我国口腔健康水平"，相信终将实现要让牙齿为人类健康终生服务的美好愿望。

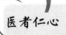

我国口腔预防医学的创始人——姜元川

姜元川教授是我国口腔预防医学的创始人之一。他在20世纪40年代克服重重困难，组织实施了大规模的小学生龋病流行病学调研，为我国龋病防治提供了一批有价值的数据。新中国成立之初，他开创性地提出了龋病数值是随年龄而逐步演变发展的一种动态、龋病左右对称、龋病的发展包括两个高峰期和一个低峰期三个新概念，并创建了我国第一个牙病预防科教研室，编写了《牙病预防学》专著。姜元川教授一生致力于口腔医学特别是口腔预防医学的研究，为我国口腔预防医学的发展做出了重要贡献。

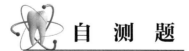

自 测 题

单选题

1. 我国的爱牙日是（ ）
   A. 6月1日　　　　　　　B. 8月20日
   C. 9月10日　　　　　　　D. 9月20日
   E. 11月10日

2. 口腔预防医学的研究对象是（ ）
   A. 个体的健康状况　　　B. 个体的患病情况
   C. 人群的预防措施　　　D. 指定人群的患病情况
   E. 儿童的预防保健措施

3. 下列属于口腔一级预防的是（ ）
   A. 窝沟封闭　　　　　　B. 龋病的早期充填

　　C. 义齿修复缺失牙　　　D. 定期口腔检查

　　E. 牙髓治疗

4. 下列不属于口腔二级预防的是（　　　）

　　A. 口腔X线辅助诊断　　B. 龋病的早期充填

　　C. 龋病的早期诊断　　　D. 定期口腔检查

　　E. 窝沟封闭

5. 下列属于口腔三级预防的是（　　　）

　　A. 窝沟封闭　　　　　　B. 龋病的早期充填

　　C. 义齿修复缺失牙　　　D. 定期口腔检查

　　E. 氟化物防龋

（文　静）

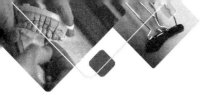

第2章
口腔流行病学

第1节　口腔流行病学的概念及作用

一、口腔流行病学的概念

口腔流行病学是一门用流行病学的原则、基本原理和方法，研究人群口腔健康及其影响因素，口腔疾病发生、发展和分布规律以及影响因素的学科，是探讨口腔疾病的病因、流行因素、制订口腔保健计划、选择防治策略和评价服务效果的科学工具。它是流行病学的重要组成部分，是流行病学方法在口腔医学中的应用，与预防医学、临床医学和基础医学有着非常紧密的联系。

链接　流行病学

流行病学是研究人群中疾病与健康状况的分布及其影响因素，并研究防治疾病及促进健康的策略和措施的科学。随着流行病学原理的扩展和研究方法的迅速进步，流行病学的用途也越来越广泛。目前被广泛应用于临床医学的各个领域，为临床医师开展医学研究工作提供重要依据，协助临床医师开展临床工作。

二、口腔流行病学的作用

（一）描述人群口腔健康与疾病的分布状态

口腔流行病学可用于对人群口腔健康状况进行描述，最常用的方法是横断面研究。它可以通过对某一个地区、某一人群在特定时间内的某种或某些口腔疾病进行调查，获得该地区特定人群的患病情况和分布特征。如我国已经完成的四次全国口腔健康流行病学调查，描述了我国人群的口腔健康状况，可以了解我国龋病、牙周病、氟牙症和牙列缺失等口腔疾病的分布状态，具有非常重要的意义。

（二）研究口腔疾病的病因和影响流行的因素

口腔流行病学的横断面研究可以提供某种或某些口腔疾病流行因素的线索，形成危险因子假设，然后用分析性研究的方法对该危险因子进行验证，借以判断该疾病可能的病因。必要时再采用实验研究等其他流行病学方法，有助于深入验证该疾病的病因。

（三）研究疾病预防措施并评价其效果

口腔流行病学也可用于口腔疾病预防措施和预防方法的研究，并对其效果进行评价。如一种新的预防方法或预防措施，在取得大量非实验流行病学研究的证据之后，可用流行病学实验方法对其效果进行检验，通常是采用随机对照临床试验的方法，经过一定的试验周期，比较试验组和对照组人群的发病差异，以此检验新的预防措施的效果。

（四）监测口腔疾病流行趋势

口腔流行病学还可用于口腔疾病发展趋势的监测。口腔疾病的流行常常受到多种因素影响，如行为与生活方式、环境、卫生保健服务状况等，这些因素的改变常会导致口腔疾病流行情况的变化。WHO在1969年建立了全球口腔数据库，每年发布一次全球龋病流行趋势报告。

（五）为制订口腔卫生保健规划提供依据

口腔流行病学调查的结果是各级卫生行政部门制订口腔保健规划的主要依据。我国疆土辽阔，各地区经济状况、卫生保健状况、生活习惯、地理环境以及气候条件等相差很大，卫生行政部门在制订口腔健康目标和规划时，必须有大量确切的调查资料作为依据。

采用口腔流行病学方法可对目标和规划的实施效果进行评价。一个口腔健康目标和规划制订后，在实施中也需用口腔流行病学方法对其进行中期评估和终末评价，以确定所制定的目标能否达到，如果发现期限结束时达到该目标有困难，则在中期就应对目标进行适当调整，使其更切合实际。

第 2 节　口腔流行病学的研究方法

流行病学既是一门医学应用学科，也是一门医学方法学。按照设计类型归纳起来有三大类：观察法、实验法和数理法。观察法按是否事先设立对照组，又进一步分为描述性研究和分析性研究。描述性研究主要是描述疾病或健康状态的分布，起到揭示现象、为病因研究提供线索的作用，即提出假设。分析性研究主要是检验或验证科学假设。实验法可以人为地控制实验条件，直接验证危险因素或可疑病因与疾病之间是否有关联及是否为因果关联。数理法也称数学模型法或理论流行病学，是用数学模型来定量地表达病因、宿主与疾病发生发展的数学关系，以客观定量地描述疾病流行状况或预测疾病流行趋势，从理论上探讨疾病的流行规律和防治措施的效果。本节重点介绍描述性研究、分析性研究和实验研究。

一、描述性研究

描述性研究又称叙述性研究，是对常规监测记录或通过专门调查获得的临床资料进行归纳、分析并得出结论，或对某些疾病病因或新特征进行描述、总结或报告的一类研究。描述性研究主要有下面几种。

（一）现况研究

现况研究又称横断面研究，是描述性研究中应用最为广泛的一种方法。它是对特定时点（或期间）和特定范围内人群中的有关变量（因素）与疾病或健康状况关系的描述。即调查这个特定群体中的个体是否患病和是否具有某些变量（或特征）等情况，从而描述所研究的疾病（或某种健康状况）以及有关变量（因素）在目标人群中的分布，进一步比较分析具有不同特征的暴露组与非暴露组的患病情况或患病组与非患病组的暴露情况，为研究的纵向深入提供线索和病因学假说。我国进行的四次全国口腔健康流行病学调查都属于横断面研究。

（二）纵向研究

纵向研究就是在相对长的一段时间内对同一个或同一批样本进行重复测量和趋势分析的方法。该研究的作用在于动态地观察疾病或某现象的演变情况并分析原因。如对某小学某个班级学生的龋病发病情况进行连续监测，观察龋病在这个班级学生中的变化情况并分析其原因，就属于纵向研究。

（三）常规资料分析

常规资料分析就是通过收集某一地区或某一时间的特定人群已有的常规数据进行分析研究。如病史记录、疾病监测资料等。

二、分析性研究

分析性研究是选择一个特定的人群，对由描述性研究提出的病因或流行因素的假设进行的分析检验，是检验或验证科研假设的一类研究方法。它主要包括病例对照研究和队列研究。

（一）病例对照研究

病例对照研究是一种由结果探索病因的回顾性研究方法。其基本原理是以现在确诊的患有某特定疾病的患者作为病例，以不患有该病但具有可比性的个体作为对照，搜集既往各种可能的危险因素的暴露史，测量并比较病例组与对照组中各因素的暴露比例，经统计学检验，再借助病因推断技术，推断出某个或某些暴露因素是否为疾病的危险因素。若病例组有暴露史的比例或暴露的程度显著高于对照组，且差异有统计学意义，则可认为这种暴露与疾病存在关联。病例对照研究是追溯研究对象可疑危险因素的暴露史，研究方向是回顾性的，是由果至因。因此，该研究验证因果关系的能力有限，一般只能初步检验病因假设而难以证实因果关联。病例对照研究资料，见表2-1。

表2-1 病例对照研究资料

暴露史	病例	对照	合计
有	a	b	$a+b=n_1$
无	c	d	$c+d=n_0$
合计	$a+c=m_1$	$b+d=m_0$	$a+b+c+d=N$

病例对照研究的优点是收集病例方便，所需研究对象的数量较少，节省人力、物力，特别适合于罕见病的研究，有时甚至是唯一的选择；它同时可研究一种疾病与多个因素的关系，既可检验病因的假设，又可经广泛探索提出病因假设，尤其适合某些原因未明疾病的研究。但病例对照研究不适于研究暴露率很低的因素，且是对既往信息的回顾性调查，往往易发生回忆偏倚。

（二）队列研究

队列研究是选择一个尚未发生所研究疾病的人群，根据有无暴露于研究因素而将其分为暴露组（也可根据暴露程度再分组）和非暴露组，随访观察一段时间后，比较两组发病率或死亡率的差异，从而判断暴露因素与疾病的关系的研究方法。如果暴露组某结局的发生率明显高于非暴露组，则可推测暴露与结局之间可能存在因果关系。队列研究中的暴露不是人为给予的，不是随机分配的，而是在研究之前已客观存在的，即先确知其因，再纵向观察其果，在时间上是先有因后有果，属于前瞻性研究，论证因果关系的能力比病例对照研究要强。队列研究资料，见表2-2。

表2-2 队列研究资料

组别	病例	非病例	合计	发病率
暴露组	a	b	$a+b=n_1$	a/n_1
非暴露组	c	d	$c+d=n_0$	c/n_0
合计	$a+c=m_1$	$b+d=m_0$	$a+b+c+d=N$	—

队列研究若研究对象为固定队列，可计算累积发病率或死亡率，然后根据所得样本率的分布类型选择适当的统计学方法，如果检验得到暴露组某病发病率显著高于非暴露组，则说明暴露因素与该疾病之间可能存在因果关系并可进一步估计暴露与发病的关联强度大小。

队列研究有很多优点，例如研究的结局是亲自观察获得，一般比较可靠；符合因果关系的时间顺序，论证因果关系的能力较强；一次调查可观察多种结局等。但由于观察时间长，耗费的人力、物力较多，不宜用于研究发病率很低的疾病，所以常在病例对照研究获得较明确的危险因素后用于进一步验证病因假设。

三、实验研究

实验研究是运用科学实验原理和方法，以特定理论及假设为指导，有目的地操纵某些因素或观察变量之间的因果关系，从中探索理论规律的方法。将来自同一总体的研究对象随机分为实验组和对照组，实验组给予实验因素，对照组不给予该因素，然后前瞻性地随访各组的结局并比较其差别的程度，从而判断实验因素的效果。实验研究的基本特征：①施加干预措施；②前瞻性研究；③设有平行对照；④随机化分组。

实验研究主要用于：①验证病因假设；②预防措施的效果和安全性评价；③新药、新方法或新制剂的效果和安全性评价；④成本效果评价和成本效益分析。

实验研究必须是干预在前，效应在后，所以是前瞻性研究，观察的时间先后顺序与队列研究相同；两者不同的是，实验性流行病学研究为了实现研究目的，研究者对研究对象施加了干预措施，而队列研究是根据研究对象对某因素的自然暴露状态进行分组。由于实验流行病学的研究因素事先设计，结局变量和测量方法事先规定，研究中能观察到干预前、干预过程和效应发生的全过程，因此因果论证强度高。

实验研究设计的主要内容或步骤，包括以下几个方面。

（一）明确实验目的

首先应说明研究的背景和实验研究的目的。如研究能解决什么临床或健康问题、依据是什么，研究是为了评价某项预防（如窝沟封闭防龋）或治疗措施（如新型材料充填治疗）的效果还是验证病因。阐明研究背景是为了指出研究的科学意义，而明确研究目的是决定采用何种具体方法解决问题的重要前提。

（二）选择实验现场

根据研究目的选择实验现场。选择实验现场通常要考虑以下几个因素：①实验现场人口相对稳定，流动性小，并要有足够的数量；②实验研究的预期结局事件在该地区有较高而稳定的发生率；③实验地区有较好的医疗卫生条件，医疗机构及诊断水平较好；④实验地区（单位）领导重视，群众愿意接受，有较好的协作条件等。

（三）选择研究对象

根据研究目的确定目标人群，并进一步选择研究人群，即研究对象。选择研究对象时应制定出严格的入选标准和排除标准，以避免某些因素影响研究的真实效应或存在医学伦理问题。如观察窝沟封闭的防龋效果，应选择窝沟龋易感的儿童为研究对象。同时，研究对象应有良好的依从性，能保证全程参加并遵守相关规定。

（四）确定样本量

根据不同的设计要求，确定合适的样本量。样本量过小，抽样误差较大，不易获得正确的结论；样本量过大，不仅造成人力、物力和时间的浪费，可能还会增加偏倚的机会。影响样本量大小的主要因素有：①事件在一般人群中的发生率高低；②实验组与对照组之间差异的程度；③检验差异的显著性水平α（Ⅰ类错误）或β（Ⅱ类错误）与检验功效（$1-\beta$）；④单侧检验还是双侧检验。

（五）确定实验组与对照组

在实验研究中，采用随机化分组的方法，使每个研究对象都有同等机会被分配到实验组或对照组，以平衡实验组和对照组已知和未知的混杂因素，从而提高两组的可比性，使研究结论更加可靠。

（六）开放实验与盲法实验

开放实验常用于对改变生活方式，如饮食、口腔卫生、吸烟等干预效果的观察。

为避免主观因素作用而产生的信息偏倚可采用盲法实验，根据设置程度的不同，一般可分为单盲、双盲和三盲。单盲是指研究中只对研究对象设盲，即受试者不知道自己的组别；双盲是指研究对象和给予干预或结局评估的研究人员均不了解实验分组，而是由研究设计者来安排和控制全部实验；三盲是在双盲基础上对负责资料收集和分析的人员也设盲。应用较多的是单盲和双盲。

（七）实验措施标准化

一是实验研究必须制订统一的措施、方法与标准。二是检查人员要进行严格的校正试验，合格方可参与实验。

（八）注意伦理问题

临床试验应当遵循赫尔辛基宣言的基本原则，以保证受试者的利益为基础。应当做到所有临床试验必须有正当的目的，有利于医学科学的进步；实验设计必须成熟和周密；研究的内容需要经过充分的基础研究和生物安全性实验；在实验过程中需要有经验丰富的专家和专业人员的严密观察，有应急救治措施；要避免损害受试者利益，对可能造成的损害要给予补偿，必须要受试者充分知情并签署知情同意书，允许受试者有权随时退出实验；实验方案必须得到医学伦理委员会的批准。

（九）确定实验观察期限

根据实验目的、干预时间和效应（结局事件）出现的周期等，规定研究对象开始观察、终止观察的日期。如氟防龋效果观察至少应持续2年，一般为2～3年。牙周病预防措施的效果观察一般为6周至18个月。

第3节 口腔健康状况调查

口腔健康状况调查是口腔流行病学中最常用的方法，是指在一个特定时间段内收集某人群患口腔疾病的频率、流行强度、分布及流行规律的资料，是一种横断面调查研究，因此调查时间应尽可能短，否则会使调查的疾病及其相关因素发生变化而失去准确性。

一、调查目的

口腔健康状况调查必须根据调查目的，确定不同的调查方法和选择不同的人群作为调查对象。一次调查最好不要涉及太多的问题，以免影响调查质量。口腔健康状况调查的目的一般有：①查明口腔疾病在特定时间内的发生频率、分布特征及其流行规律；②了解人群的口腔健康知识、观念、态度和行为情况；③分析口腔疾病的流行趋势；④为探索病因、建立和验证病因假设提供依据；⑤评估治疗和人力资源需要。

二、调查项目和调查表设计

（一）调查项目

根据设计确定不同的调查内容，可将调查项目分为一般项目、口腔健康状况项目和问卷调查项目。

1. 一般项目 常列入口腔流行病学调查表的第一部分，包括受检者的姓名、性别、年龄、职业、民族、籍贯、文化程度、经济状况、宗教信仰、出生地区、居住年限等信息，这些信息常反映疾病分布的差异，调查以后将这些项目与口腔健康状况项目结合分析，可能会发现某种口腔疾病的流行特征。

2. 口腔健康状况项目 包括各种口腔常见疾病的调查指数，是口腔健康状况调查的主要内容。最常用的调查项目如龋病、牙周病、牙列状况等，具体内容根据调查目的而定。我国开展的几次口腔健康流行病学调查所确定的调查项目包括牙列状况、牙周状况、口腔卫生、附着丧失、义齿和无牙颌情况等。

3. 问卷调查项目 主要包括口腔卫生知识、态度、信念、行为与实践等方面的具体内容，如个人口腔卫生、刷牙、牙刷与牙膏选择、预防意识与就医行为等。

（二）调查表设计

口腔健康调查项目确定后，应根据具体调查项目设计调查表。调查表格的设计应该遵循以下原则：①应该包含所要调查的全部信息，包括受检者背景信息和所调查项目的信息；②表格设计应该明白易懂，容易填写，避免重复；③各项目间区域分布清楚，一个项目的内容尽量在同一页内；④各项目的次序应该与调查的先后顺序一致；⑤应考虑计算机输入方便，尽量使用数字或字母，避免使用符号或图形；⑥一些比较复杂的调查内容在表格中应该有提示，便于检查者或记录者查看；⑦表格中牙位的表示应该按照世界牙科联盟所用的2位数字标记法。

三、指数和标准

在口腔流行病学中，要根据调查的目的来确定需要使用的指数和调查标准。

（一）调查指数

口腔流行病学的指数应该符合以下要求：①易于学习、理解和操作，检查者经简单培训即能掌握方法；②所需要的器械简单，容易得到，价格便宜；③能准确反映疾病状态的程度；④测量标准客观，检查结果在不同检查者时有一致性；⑤能进行统计学分析。

常用的口腔流行病学指数有社区牙周指数，龋、失、补指数，氟牙症指数等。

（二）调查标准

在口腔流行病学调查中确定调查标准非常重要，标准不一致可能导致所收集的资料缺乏可比性。调查标准应首先选用公认的金标准，其次选用国际标准，再次选用国家标准，也可以选择行业标准；如果这些标准都没有，就只能使用自己设计的标准，自己设计的标准必须有依据且科学性强。

如WHO《口腔健康调查基本方法》（第5版）关于牙冠龋的诊断标准：在牙的点隙或光滑面有明显的龋洞、牙釉质下破坏、可探及软化洞底或洞壁的病损记为冠龋；牙上有暂时充填物、窝沟封闭同时伴有龋者均按冠龋计；来源于牙冠的龋已经破坏了该牙的全部牙冠，只留下牙根，应被判为冠龋。若有任何疑问，不应记为冠龋。

四、调查方法及样本含量

（一）普查

普查是在特定时间对特定范围内人群中的每一位成员进行的全面检查。普查的目的可多样化，比如口腔癌与癌前病变的调查是为了早期发现并及时治疗，了解龋病的患病状况与分布是为制订具体防治计划提供依据，或作为社区人群试点的基线资料。普查的最大优点是能调查全体目标人群并给予及时治疗，在检查时还能普及医学知识，不存在抽样误差。其最大缺点是耗费的人力、物力资源一般较大，费用往往较高，所以一般在较小范围内使用，如计划在一所或几所学校或某个社区开展口腔保健活动。

（二）抽样调查

抽样调查是指通过随机抽样的方法，对特定时点、特定范围内人群的一个代表性样本进行调查，以样本的统计量来估计总体参数所在的范围，即通过对样本中的研究对象的调查研究，来推论其所在总体的情况。与普查相比，抽样调查节省时间、人力和物力资源，同时由于调查范围小，调查工作易于做得细致。但是抽样调查的设计、实施与资料分析均比普查复杂，同时资料的重复或遗漏不易被发现，患病率太低的疾病不适合用抽样调查。抽样的基本方法有以下几种。

1. 简单随机抽样 又称单纯随机抽样，是从总体 N 个单位中任意抽取 n 个单位作为样本，使每个可能的样本被抽中的概率相等的一种抽样方式。

2. 系统抽样 又称机械抽样，是按照一定顺序每隔若干单位抽取一个单位的抽样方法。比如一个学校有2000名学生，根据调查要求只需抽取100名学生作为调查对象，抽样比例为5%。抽样时先对学生编号，然后用单纯随机方法在第一组1～20号学生中确定一个起始号，从此起始点开始，每隔20个编号抽取一个学生作为研究对象。

3. 分层抽样 是指将调查的总体按照不同的特征（如性别、年龄、居住条件、文化水平、疾病的严重程度等）分成若干次级总体（层），然后再从每一层内进行单纯随机抽样，组成样本的方法。分层抽样比单纯随机抽样所得到的结果精确度更高，组织管理更方便，而且能保证总体中每一层都有个体被抽到。

4. 整群抽样 是将总体分成若干群组，抽取其中部分群组作为观察单位组成样本的抽样方法。如想知道20所小学10 000名学生的患龋率，抽样比例定为20%。由于学生太多，且分散在20所学校内，用单纯随机抽样的方法太繁琐，此时可随机抽取4所学校，再对抽到的学生全部进行调查，这样组织比较方便，常用于群间差异较小的调查单位。

5. 多级抽样 又称多阶段抽样，是指将抽样过程分阶段进行，每个阶段使用的抽样方法不同，往往将以上抽样方法结合使用的抽样方法。常用于流行病学调查。

（三）捷径调查

捷径调查是WHO推荐的一种调查方法，目的是在较短时间内了解某群体的口腔健康状况，并估计在该群体中开展口腔保健工作所需的人力、物力。这种方法只调查有代表性的指数年龄组的人群，如5岁、12岁、15岁、35～44岁、65～74岁年龄组。这种方法经济实用，节省时间和人力，故称为捷径调查。

（四）样本含量

根据不同的设计要求，确定合适的样本量。主要根据调查对象的变异情况、患病率大小、要求的精确度和把握度大小而定。一般来说，调查对象变异大、患病率低、调查者对调查要求的精确度和把握度大，所需的样本含量就大，反之则小。现况调查样本含量估计常用以下公式：

$$N = K \times \frac{Q}{P} \tag{2-1}$$

式中N为受检人数，P为某病预期现患率，$Q = 1-P$，K为系数，根据研究项目的允许误差大小而确定，当允许误差为10%（0.1P）时，$K = 400$；当允许误差为15%（0.15P）时，$K = 178$；当允许误差为20%（0.2P）时，$K = 100$。

例 为了解某市12岁学生患龋情况，准备开展一次口腔健康调查。从既往资料中，已知该市12岁学生恒牙患龋率为52.1%，要求抽样误差10%，需要调查的人数计算常用以下公式：

公式：$N = K \times \frac{Q}{P}$ $P = 52.1\% = 0.521$ $Q = 1 - P = 0.479$ $K = 400$

代入公式：$N = 400 \times \frac{0.479}{0.521} = 368$

需要调查368名学生。

五、误差及预防方法

影响口腔健康调查结果真实性的因素主要有随机误差和偏倚（或偏性）。随机误差是在抽样调查过程中产生的变异，由于机遇不同所造成，不能完全避免，但可测量其大小，并能通过抽样设计和扩大样本来加以控制，可以做到减少抽样误差。偏倚则是由于某些原因造成检查结果与实际情况不符，是一种错误，属于系统误差，应该设法预防，常见的偏倚种类和控制方法如下。

（一）选择性偏倚

选择性偏倚是指在选取研究对象时，由于选取方法不当，使入选的研究对象与未入选者在某些特征上存在差异而造成的一种系统误差。选择性偏倚主要发生在研究的设计阶段，当确定研究样本或选择比较组时，未严格遵循随机原则，或设置的纳入、排除标准不恰当。如用医院病例情况说明社会人群患病情况，显然会出现偏倚。防止的措施就是尽量在一般人群中选择研究对象，抽取研究对象以及分组时尽量做到随机化。

（二）无应答偏倚

无应答偏倚是指无应答者超过一定比例使研究结果产生的偏倚。无应答者指调查对象中那些因各种原因不能回答调查所提出的问题的人。如一旦无应答率超过20%，结果就难以用来估计总体的患病率。预防的方法是在调查前做好组织宣传工作，努力改善调查方式，使受检者积极配合。

（三）信息偏倚

信息偏倚又称观察偏倚，是指因暴露测量或搜集的健康结局资料的错误而导致比较组间的信息质量或精度不一致所造成的系统误差。主要来自以下3个方面。

1. 因检查器械等造成的测量偏倚 检查器械不规范，现场工作条件差，如光线不足等，都可造成信息偏倚。如检查龋病和牙周病时，按WHO要求使用CPI探针与使用临床用的5号尖探针，结果就会不同。预防的方法是按规定使用标准检查器械，并保证稳定的工作环境和条件。

2. 因调查对象引起的偏倚 在进行问卷调查时，被调查者可能因记忆不准确，对以往的疾病史、用药史或家族史等情况提供错误信息而导致回忆偏倚；研究对象可能由于各种原因故意隐瞒或谎报某些信息而导致偏倚，如患者故意隐瞒吸烟、饮酒史等。防止的办法是调查中尽量设计可能的回忆目标，对一些敏感的问题采用间接询问法、对象转移法等技术以保证信息的可靠。

3. 因检查者引起的偏倚 由于检查者的某种原因造成检查结果有偏性，为检查者偏倚。检查者偏倚有两种。

（1）检查者之间的偏倚：一个调查队伍中往往有数名检查者，当他们对同一名受检查者做口腔检查时，由于标准掌握不一致，导致结果有误差，为检查者之间偏倚。

（2）检查者本身的偏倚：指一名检查者给一名患者（或健康者）做口腔检查时，前后两次检查结果不一致。

防止检查者偏倚的办法是：①疾病的诊断标准要明确；②调查前要认真培训，诊断标准要统一；③调查前要做标准一致性试验；④检查者需要具备一定的专业背景。

4. 标准一致性试验 也就是可靠度的检验，它包括了检查者本身可靠度检验和检查者之间可靠度检验。有多种方法可以用来评估检查者之间的一致性，最简单的方法是计算记分之间一致的百分比，即两名检查者给受试者相同记分的百分比，若患病率低（如龋病），这种方法的可重复性则差。1997年WHO正式推荐应用Kappa值来检验。Kappa值的大小与可靠度的关系，见表2-3。

表2-3 Kappa值与可靠度的关系

Kappa值	可靠度	Kappa值	可靠度
≤0.40	不合格	0.61～0.80	优
0.41～0.60	中等	0.81～1.0	完全可靠

例 选15名受检者，年龄在10～15岁，由4名检查者与1名参考检查者对15名受检者各做一次口腔检查。以1名检查者（检查者A）对4颗第一恒磨牙龋病检查结果为例，说明其可靠度（表2-4）。

表2-4　15名受检者的4颗第一恒磨牙龋病检查结果

检查者A	参考检查者		合计
	龋	非龋	
龋	23 (a)	9 (b)	32 (p_1)
非龋	6 (c)	22 (d)	28 (q_1)
合计	29 (p_2)	31 (q_2)	60 (N)

$$K(\text{Kappa}) = \frac{2(ad-bc)}{p_1q_2+p_2q_1} \qquad (2-2)$$

式中$a=23$，$d=22$，a和d为检查者A与参考检查者检查结果一致的牙数。

$b=9$，$c=6$，b和c为检查者A与参考检查者检查结果不一致的牙数。

代入公式：

$$K = \frac{2(23\times22-9\times6)}{32\times31+29\times28} = 0.5011$$

结论：检查者A第一恒磨牙龋病检查可靠度为中等。

在调查工作进行当中，负责调查质量的参考检查者，应定期抽查每个检查者所查过的患者，以保证检查者始终如一地按照标准进行调查。

六、资料的收集和处理

（一）资料的收集方法

收集资料的方法有调查法、观察法、文献检索和网络信息收集等。口腔健康流行病学调查主要由口腔检查和问卷调查两部分组成，口腔检查方法要按照国际国内统一制定的方法和标准执行，由经过统一培训的口腔专业人员在现场完成。问卷调查可根据年龄组的不同采取集中讲解、自行填写或面对面询问方法进行调查（3～5岁儿童家长也作为问卷调查对象）。

（二）数据的整理和统计分析

1. 现场核对　首先是对现场所得数据进行认真核对。资料收集后，对调查表中的每一个项目都要仔细检查，一般项目中的性别、年龄、职业是否相符，口腔健康状况项目中是否有缺漏，有无不符合逻辑的错误。如在龋病检查中，明明在牙列状况一栏中某一颗牙记录为"已填充有龋"，但在后面的牙周状况一栏中该牙却记录为"缺失牙"。这样的差错在流行病学调查的资料中常会看到，一旦发现，需要及时纠正，以保证分析结果的准确性。

2. 资料录入和错误检查　建立口腔健康流行病学调查数据管理系统，专人专机进行录入。录入过程中，对逻辑跳转、正常值范围设定等环节进行严格的预设和质量控制。一旦发现错误系统自动提醒，由录入人员进行即时核查确认，以第二次录入结果作为最终结果。

3. 数据分组和频数分布　分组就是把调查资料按照一定的特性或程度进行归类。通常按不同地区及不同人群的特征，如性别、年龄、城乡、种族等分组；也可按照某种疾病的患病严重程度进行分组。如当我们对某一调查资料按年龄分组时，如果国际上普遍以每10岁为一组，而我们却以每5岁为一组，相互之间就难以就结果进行比较。

4.变量计算

（1）计量资料的统计指标　常用均值和标准差。均值是反映一组性质相同的观察值的平均水平或集中趋势的统计指标；标准差是用来说明一组观察值之间的变异程度，即离散度。

（2）计数资料的统计指标　常用相对数，如率、构成比等。率是用来说明某种现象发生的频率或强度的指标，常用100为基数；构成比是用来说明某事物内部各构成部分所占的比重。

（3）标准误　在抽样调查中，使样本均值（或率）与总体均值（或率）之间出现差别的重要原因之一是存在抽样误差，标准误用来表示抽样误差的大小。

（4）置信区间　是用样本均值（或率）和标准误对总体均值（或率）作出区间估计。区间估计有95%置信区间及99%置信区间，95%或99%置信区间即表示总体均值（或率）有95%或99%的概率（或可能性）在此区间范围内。

第4节　龋病流行病学

龋病是人类最常见的口腔疾病，龋病的流行情况在不同的社会经济状态下表现不同。下面列出龋病流行病学常用的指数，介绍龋病的流行情况，并分析影响龋病流行的因素。

一、龋病常用指数

（一）恒牙龋、失、补指数

龋即已龋损尚未充填的牙，失指因龋丧失的牙，补为因龋已做充填的牙，是检查龋病时最常用的指数。恒牙龋、失、补指数用龋、失、补牙数（decayed，missing，filled teeth，DMFT）或龋、失、补牙面数（decayed，missing，filled surface，DMFS）表示。作为患者个人统计，是指龋、失、补牙数或牙面数之和；而在评价某人群患龋程度高低时，多使用该人群的平均龋失补牙数或牙面数，通常称为龋均（mean DMFT）或龋面均（mean DMFS）。

（二）乳牙龋、失、补指数

乳牙龋、失、补指数用小写英文字母表示，即乳牙龋、失、补牙数（dmft），乳牙龋、失、补牙面数（dmfs）。诊断因龋丧失的乳牙须与生理性脱落区分。在混合牙列中，也可用乳牙龋补牙数（dft）或乳牙龋补牙面数（dfs）说明乳牙的患龋情况。

（三）龋均和龋面均

龋均指受检查人群中每人口腔中平均龋、失、补牙数，恒牙龋均数值范围为0～32，乳牙龋均数值范围为0～20。龋面均指受检查人群中每人口腔中平均龋、失、补牙面数，前牙每颗牙按唇面、舌面（含切缘）、近中面、远中面计为4个牙面，后牙按颊面、舌面、近中面、远中面、𬌗面计为5个牙面，恒牙龋面均数值范围为0～148，乳牙龋面均数值范围为0～88。龋均和龋面均的计算常用如下公式：

$$龋均 = \frac{龋、失、补牙数之和}{受检人数} \tag{2-3}$$

$$龋面均 = \frac{龋、失、补牙面数之和}{受检人数} \tag{2-4}$$

虽然龋均和龋面均反映受检查人群龋病的严重程度，但两者敏感度不同。相比之下，龋面均敏感度较高。如一颗牙上有3个牙面患龋，用龋均计分则为1，用龋面均计分则为3。

（四）龋补充填比

龋补充填比指因龋充填的牙数占患龋未充填与因龋充填二者牙数之和的百分比，用于反映地区口腔保健工作的需求程度。计算公式如下：

$$龋补充填比 = \frac{因龋充填牙数}{患龋未充填牙数 + 因龋充填牙数} \times 100\% \tag{2-5}$$

（五）患龋率

患龋率指调查期间某一人群中患龋病的频率，人口基数以百人计算，常以百分数表示。主要用于龋病流行情况的研究，如描述和比较龋病的分布，探讨龋病病因和流行因素等。计算公式如下：

$$患龋率 = \frac{患龋病人数}{受检人数} \times 100\% \tag{2-6}$$

上述公式中患龋病人数指DMFT＞0的人数。

（六）龋病发病率

龋病发病率通常指至少在1年时间内某人群新发生龋病的频率。与患龋率不同的是，仅指在这个特定时期内新龋发生的频率。计算公式如下：

$$龋病发病率 = \frac{新发生龋的人数}{受检人数} \times 100\% \tag{2-7}$$

（七）评价根面龋的指数

根面龋常见于中老年人群，可以是有龋未进行充填、已充填无继发龋或已充填有继发龋的病损，常用根面龋补指数描述。随着人口的老龄化，根面龋受到越来越多的关注。

二、流行特征及影响因素

（一）龋病的流行特征

1. 地区分布　世界各国龋病患病率差别悬殊，为了衡量各国或各地区居民患龋情况，WHO规定龋病的患病水平以12岁儿童龋均作为衡量指标，分为5个比较等级（表2-5）。

表2-5　WHO龋病流行程度评价标准（12岁）

龋均	等级
0.0～1.1	很低
1.2～2.6	低
2.7～4.4	中
4.5～6.5	高
＞6.5	很高

2015年第四次全国口腔健康流行病学调查数据显示，我国12岁儿童龋均为0.86，仍处于很低水平。

2. 时间分布　第四次全国口腔健康流行病学调查显示，我国儿童患龋率呈快速增长趋势，12岁儿童恒牙患龋率为38.5%，比10年前上升了9.6个百分点，龋均增加了0.32颗，上升了59.3%。

3. 人群分布

（1）年龄　龋病患病随年龄而变化，乳牙、年轻恒牙和老年人牙龈退缩后的恒牙易感龋病。根据第四次全国口腔健康流行病学调查结果，我国5岁儿童患龋率高达71.9%。乳牙萌出后不久即可患龋病，患病率逐渐升高，5～8岁乳牙患龋率达到高峰，6岁左右恒牙开始萌出，随着乳牙脱落，患龋率逐渐下降。12～15岁是恒牙龋病的易感时期，年轻恒牙尚未矿化完全，易患龋病，患龋率又开始上升，此时加强年轻恒牙的防龋措施尤为重要。25岁以后随着牙釉质的再矿化，患龋情况趋向稳定。50岁以后由于牙龈退缩、牙根暴露、菌斑滞留，根面龋好发，患龋率可再次快速上升。

（2）性别　关于性别与龋病的关系，目前尚无明确的定论。2015年第四次全国口腔健康流行病学调查结果显示，我国5岁儿童乳牙龋均男性与女性十分接近，而恒牙龋均则女性明显高于男性（表2-6）。

表2-6 2015年我国5～74岁年龄组不同性别人群龋均

年龄（岁）	龋均	
	男性	女性
5	4.27	4.21
12	0.70	1.02
35～44	3.93	5.14
65～74	12.87	13.78

（3）城乡：一般来说发展中国家的城市居民患龋率高于乡村，可能因为城市居民糖摄入量和频率较高，患龋可能性较大。但是随着城市居民的口腔卫生习惯逐步建立，早晚刷牙、局部用氟被广为推行，龋病状况会得到明显控制。另外，乡村地区居民由于预防保健措施未能与经济发展同步，也出现了农村居民龋均高于城市居民的现象（表2-7）。

表2-7 2015年我国5～74岁年龄组城乡人群龋均

年龄（岁）	龋均	
	城市龋均	农村龋均
5	4.03	4.47
12	0.83	0.88
35～44	4.49	4.58
65～74	12.71	13.96

（4）民族　在一个国家内，不同民族之间患龋情况也不同，这是由于饮食习惯、人文、地理环境等不同所致。

（二）影响龋病流行的因素

1. 社会经济因素　是影响龋病流行的重要因素。在社会层面，决定了为大众提供公共保健服务的程度，包括口腔公共保健服务。在家庭层面，影响家庭的经济情况、父母的受教育程度、健康观念及卫生习惯等。在个体层面,影响个体利用社会提供的口腔保健服务,影响糖摄入量和口腔卫生习惯。这些因素的变化会改变口腔环境,最终决定是否产生龋病。

2. 氟摄入量　人体氟的主要来源是饮水,患龋率一般与水氟浓度呈负相关。1983年由卫生部组织的全国中小学生龋病、牙周病调查结果显示,无论在我国南方还是北方,水氟浓度为0.6~0.8mg/L时,龋均及患龋率最低,氟牙症患病率为10%左右,无中度氟牙症发生;当水氟浓度高于0.8mg/L时,氟牙症患病率直线上升,低于此浓度时,龋均、患龋率上升。在氟污染地区,居民氟摄入主要通过呼吸及消化道,虽然当地的饮水氟浓度低,但龋均和患龋率却不高,重病区居民氟牙症患病率可达90%以上。

3. 饮食习惯　糖的摄入量、摄入频率及糖加工的形式与龋病有密切关系。大量研究都支持摄糖或饮用含糖饮料量多、频率高、开始年龄早的人群患龋危险性成倍增加,且患龋率还与糖加工形式有关,如加工成黏性的蜜饯食品等更易致龋。

4. 家族影响　龋病常有家族聚集倾向,在家庭成员中可以通过遗传、饮食和行为习惯互相影响。父亲或母亲如果是龋病易感者,他们的子女常常也是龋病易感者。研究发现家族成员间致龋菌的传播尤其是母婴间的传播是致龋菌在婴儿口腔内定植的主要原因。

第5节　牙周病流行病学

牙周病是另一类严重影响人类口腔健康的疾病,包括牙龈病和牙周炎,是中老年人失牙的首要原因。大多数的牙周病指数仅对牙周组织某一部分的改变作出评定,目前尚没有一个指数能对牙周破坏造成的改变提供全面的定量评价。下面介绍几种常用的牙周病指数。

一、评价牙周健康的指数

(一)简化口腔卫生指数

简化口腔卫生指数(oral hygiene index-simplified, OHI-S)是格林(Greene)和弗米利恩(Vermillion)于1964年在他们之前提出的口腔卫生指数(oral hygiene index, OHI)基础上加以简化而得出的,使之更易操作。OHI-S只检查6个牙面[16、11、26、31的唇(颊)面,36、46的舌面]。OHI-S包括简化软垢指数(debris index-simplified, DI-S)和简化牙石指数(calculus index-simplified, CI-S),主要用于人群口腔卫生状况评价,也可以用于个人。

1. 检查方法　检查软垢以视诊为主,根据软垢面积按标准记分,当视诊困难时,可用镰形探针自牙切缘1/3处向颈部轻刮,再根据软垢的面积按标准记分。检查牙石时,将探针插入牙远中面龈沟内,然后沿着龈沟向近中移动,根据牙颈部牙石的量记分。

2. 计分标准(表2-8,图2-1,图2-2)

计分	DI-S	CI-S
	表2-8　OHI-S计分标准	
0	牙面上无软垢	龈上、龈下无牙石
1	软垢覆盖面积占牙面1/3以下,或没有软垢但有面积不等的外来色素沉着	龈上牙石覆盖面积占牙面1/3以下
2	软垢覆盖面积占牙面1/3与2/3之间	龈上牙石覆盖面积占牙面1/3与2/3之间,或牙颈部有散在龈下牙石
3	软垢覆盖面积占牙面2/3以上	龈上牙石覆盖面积占牙面2/3以上,或牙颈部有连续而厚的龈下牙石

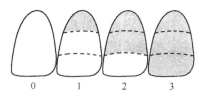

图2-1 简化软垢指数计分

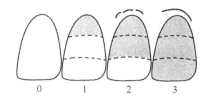

图2-2 简化牙石指数计分

个人记分为6个牙面记分之和除以6，这样DI-S和CI-S记分均为0～3。OHI-S记分为DI-S和CI-S之和，为0～6。将个人OHI-S相加，除以受检人数，即为人群OHI-S。

（二）菌斑指数

塞勒斯（Silness）和罗伊（Löe）在1964年提出，根据牙面菌斑的厚度记分，得出菌斑指数（plaque index，PLI），以评价口腔卫生状况和衡量牙周病防治效果。

1. 检查方法　用视诊结合探诊的方法检查。检查时先吹干待检牙面，但不能用棉签或棉卷去擦，以免将菌斑拭去。用探针轻划牙颈部牙面，根据菌斑的量和厚度记分。菌斑指数可检查全口牙面，也可检查指数牙。指数牙为16、12、24、32、36和44。每颗牙检查4个牙面，即近中颊面、正中颊面、远中颊面以及舌面。每颗牙的记分为4个牙面记分之和除以4，个人记分为每颗牙记分之和除以受检牙数。

2. 计分标准（表2-9，图2-3）

（三）Turesky改良的Q-H菌斑指数

奎格利（Quigley）和海因（Hein）于1962年提出了0～5级的菌斑指数记分标准，图尔斯基（Turesky）于1970年等对指数作了修改，提出了更具体而明确的记分标准。

1. 检查方法　检查除第三磨牙以外的所有牙的唇舌面，也可以按照拉姆菲尤尔（Ramfjord）于1959年提出的方法，只检查指定的六颗牙，即16、21、24、36、41、44。先用菌斑染色剂使菌斑染色，再根据牙面菌斑面积记分。该指数经常被用于牙刷和牙膏使用效果的临床试验。

2. 计分标准（表2-9，图2-4）

表2-9　两种菌斑指数记分标准

计分	菌斑指数	Turesky改良的Q-H菌斑指数
0	近牙龈区无菌斑	牙面无菌斑
1	龈缘和邻近牙面处有薄的菌斑，肉眼不易见到，若用探针可刮出菌斑	牙颈部龈缘处有散在的点状菌斑
2	龈沟内和（或）龈缘附近牙面有中等量肉眼可见的菌斑	牙颈部菌斑宽度不超过1mm
3	龈沟内和（或）龈缘附近牙面有大量菌斑	牙颈部菌斑覆盖宽度超过1mm，但在牙面1/3以下
4	—	菌斑覆盖面积占牙面1/3与2/3之间
5	—	菌斑覆盖面积占牙面2/3以上

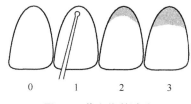

图2-3　菌斑指数计分

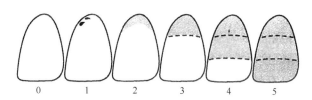

图2-4　Turesky改良的Q-H菌斑指数计分

（四）牙龈指数

牙龈指数（gingival index，GI），是通过观察牙龈情况，检查牙龈颜色和质地的改变以及出血倾向的一种记分方式。

1. **检查方法** 使用钝头牙周探针，视诊结合探诊。检查全口牙或6颗指数牙。6颗指数牙是16、12、24、32、36、44。每颗牙检查唇（颊）侧的近中龈乳头、正中龈缘、远中龈乳头和舌（腭）侧正中龈缘。每颗牙的记分为4个牙面记分的平均值，每人记分为全部受检牙记分的平均值。它常与菌斑指数一起使用。

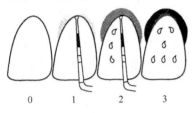

图2-5 牙龈指数计分

2. **计分标准**（图2-5）

0 = 牙龈正常。

1 = 牙龈轻度炎症：牙龈颜色有轻度改变并轻度水肿，探诊不出血。

2 = 牙龈中等炎症：牙龈色红，水肿光亮，探诊出血。

3 = 牙龈严重炎症：牙龈明显红肿或有溃疡，有自动出血倾向。

（五）龈沟出血指数

由于龈沟出血是龈炎活动期的表现，龈沟出血情况更能反映龈炎的活动状况。主要通过龈沟出血指数（sulcus bleeding index，SBI）记分。

1. **检查方法** 检查全部牙齿或只查部分牙，结合视诊和探诊方法，使用钝头牙周探针，检查时除观察牙龈颜色和形状外，还须用牙周探针轻探龈沟，观察出血情况。每颗牙分为近中、远中、唇（颊）侧和舌（腭）侧共4个检查部位记分，每颗牙检查得分为4个部位分数的平均值。

2. **计分标准**（表2-10）

表2-10 SBI和mSBI记分标准

计分	SBI	mSBI
0	龈缘和龈乳头外观健康，探诊龈沟后不出血	探诊不出血
1	龈缘和龈乳头探诊出血，无颜色改变，无肿胀	探诊后可见散在出血点
2	龈缘和龈乳头探诊出血，有颜色改变，无肿胀	探诊后出血，在龈缘处汇流成一条红线
3	龈缘和龈乳头探诊出血，有颜色改变，轻微肿胀	探诊后严重或大量出血
4	龈缘和龈乳头探诊出血，有颜色改变，明显肿胀	—
5	探诊出血，有自发性出血，颜色改变，显著肿胀，有时有溃疡	—

（六）牙龈出血指数

用牙龈出血指数（gingival bleeding index，GBI）记录牙龈出血情况，以反映龈炎的活动状况。

1. **检查方法** 可以检查全部牙齿或只检查指数牙，采用视诊和探诊相结合的方法。检查时使用牙周探针轻探牙龈，观察出血情况。每颗牙检查唇（颊）面的近中、正中、远中和舌（腭）面正中4个位点。

2. **计分标准**

0 = 探诊后牙龈不出血。

1 = 探诊后可见牙龈出血。

每个受检者的记分是探查后牙龈出血部位的数目占总的检查部位数目的百分比。

（七）改良社区牙周指数

改良社区牙周指数需检查全部存留牙齿，通过检查牙龈出血和牙周袋分别进行记分。

1.检查方法　改良社区牙周指数需借助特殊器械在规定的牙位上检查。

检查器械：使用WHO推荐的CPI探针（图2-6）。该探针的作用是：①检查牙龈出血情况，球形的探针头部可避免过于尖锐而刺伤牙龈组织导致出血，而误诊为龈炎；②探测龈沟或牙周袋深度，在3.5mm和5.5mm之间是第一段黑区，8.5mm和11.5mm之间是第二段黑区，方便测定牙周袋的深度。

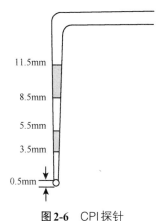

图2-6　CPI探针

检查项目：改良CPI检查内容为牙龈出血和牙周袋深度。

检查以探诊为主，结合视诊。将CPI探针轻缓地插入龈沟或牙周袋内，探针与牙长轴平行，紧贴牙根，探诊力量不超过20g。沿龈沟从远中向近中移动，做上下短距离的移动，查看牙龈出血情况，并根据探针上的刻度观察牙周袋深度，唇（颊）侧和舌（腭）侧均需检查。未满15岁者，为避免牙齿萌出过程中产生的假性牙周袋，只检查牙龈出血，不检查牙周袋深度。

2.计分标准

（1）牙龈出血计分　0 = 牙龈健康，1 = 探诊后出血，9 = 除外，X = 牙齿缺失。

（2）牙周袋计分　0 = 袋深不超过3mm，1 = 袋深4～5mm，2 = 袋深6mm或以上，9 = 除外，X = 缺失牙（图2-7）。

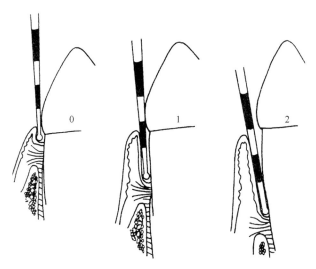

图2-7　牙周袋计分示意图

二、流行特征及影响因素

（一）牙周病的流行特征

1.地区分布　牙周病在各个地区的患病情况有所不同，WHO以15岁少年的牙石平均检出区段数作为比较不同国家或地区人群牙周状况的标准。龈炎在发展中国家发病率较高，但是牙周炎在发展中国家与发达国家之间差异不大，WHO全球口腔资料库的资料显示，严重牙周病的患病率在7%～15%。第四次全国口腔健康流行病学调查结果中关于牙周状况的数据，见表2-11。

表2-11　2015年我国12～74岁年龄组城乡牙周状况

年龄（岁）	牙龈出血检出率（%）		牙石检出率（%）		牙周袋检出率（%）	
	城	乡	城	乡	城	乡
12	59.4	57.3	60.9	61.6	—	—
15	64.6	64.7	72.6	74.6	6.4	6.7
35～44	86.3	88.5	95.8	97.7	52.5	53.0
55～64	87.8	89.1	96.5	96.2	69.9	68.8
65～74	81.9	83.2	90.6	90.1	65.2	64.1

2. 时间分布　20世纪80年代，全球重度牙周炎患病率在5%～15%，21世纪的调查研究则表明普遍在10%～15%。比较最近两次全国流行病学调查结果，2005～2015年10年间我国35～44岁、65～74岁年龄组牙周健康率明显下降，牙龈出血、深牙周袋检出率和检出牙数明显上升。

3. 人群分布

（1）年龄　患病率随着年龄增长而增高。第四次全国口腔健康流行病学调查结果显示，12岁年龄组牙周健康率为41.6%，15岁年龄组牙周健康率为34.8%，55～64岁年龄组牙周健康率仅为5.0%。所有被调查人群的牙石百分率均处于很高水平，牙周袋和附着丧失百分率也随着年龄增加。

（2）性别　牙周病与性别的关系不明确，但多数报告为男性重于女性。据第四次全国口腔健康流行病学调查结果，各年龄组人群牙周状况男性均差于女性。这种分布与吸烟、口腔卫生、激素差异等相关。

（3）民族　不同民族牙周病的患病情况差异较大，可能与文化、饮食等差异有关。

（二）影响牙周病流行的因素

1. 口腔卫生　口腔卫生好，菌斑控制较好，龈炎发病率低，牙周状况好；反之，口腔内菌斑控制较差，牙石堆积，龈炎容易发生，如果状况持续，就会引起牙周炎（图2-8）。

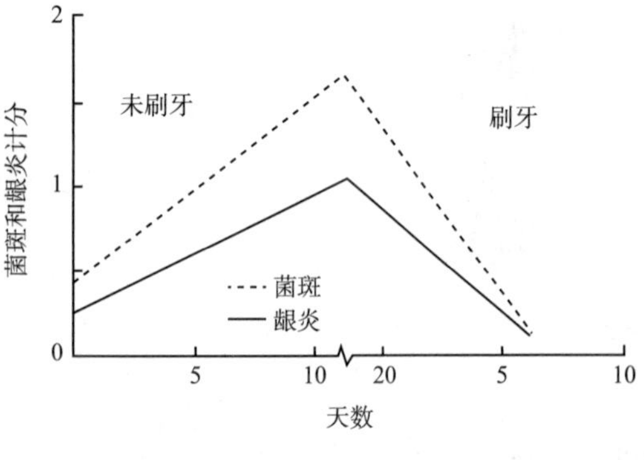

图2-8　刷牙与龈炎和菌斑的关系

2. 吸烟　轻、中度吸烟者患牙周病的危险性比不吸烟者高2倍，重度吸烟者其危险性高7倍。吸烟次数越多，时间越长，牙周病越严重。吸烟者对牙周治疗（非手术或手术治疗）的疗效反应较非吸烟者差。

3. 营养　营养不良可使牙周组织对口腔局部刺激因素的抵抗力降低，从而易患牙周病。蛋白质缺乏可使牙周结缔组织变性、牙槽骨疏松，影响抗体蛋白合成，使免疫能力下降；维生素缺乏影响胶原合成，使牙周组织创伤愈合困难。

4. 全身性疾病　组织缺损和功能下降，或机体免疫调节能力减退，使组织易发生炎症，或创伤难于修复。如糖尿病患者牙周组织内炎症细胞活跃，牙周组织修复功能减弱，易于发生牙周病；如果糖尿病的发展得到控制，牙周病的症状就可能显著减轻。

第6节 其他口腔常见疾病流行病学

一、氟 牙 症

氟牙症又称斑釉牙，是牙在发育期间，长期接受过量的氟，使成釉细胞受到伤害，造成釉质的发育不全。

（一）指数

氟牙症的评价根据釉质颜色、光泽和缺损的面积来确定损害的程度（表2-12），从每个人的牙列中找到受损害最重的两颗牙记分，如两牙受损程度不同，则根据较轻的一颗牙记分。

表2-12 氟牙症分类系统标准

分类（加权）	标准
正常（0）	釉质表面平滑，有光泽，通常呈浅乳白色
可疑（0.5）	釉质透明度有轻度改变，可从少数白纹斑到偶见白色斑点，临床不能诊断为很轻型，而又不完全正常的情况
很轻度（1.0）	小的似纸一样白色的不透明区不规则地分布在牙齿上，但不超过牙面的25%
轻度（2.0）	牙釉质的白色不透明区更广泛，但不超过牙面的50%
中度（3.0）	牙釉质表面有明显磨损、棕染，常很难看
重度（4.0）	牙釉质表面严重受累，发育不全明显，以致可能影响牙齿的整体外形。有缺损或磨损区，棕染广泛。牙齿常有侵蚀现象

社区氟牙症指数（community dental fluorosis index，CFI）根据Dean氟牙症分类记分系统可以换算出社区氟牙症指数，计算公式如下：

$$CFI = \frac{\sum(n \times W)}{N}$$

（2-8）

N为总人数，n为每一种氟牙症人数，W为每一种氟牙症加权Dean分类记分。

1946年Dean把社区氟牙症指数记分作为有公共卫生学意义的指征，并把氟牙症的流行情况分为6类（表2-13）。当指数超过0.6时，为氟牙症流行，需采取公共卫生措施。

表2-13 Dean规定的社区氟牙症指数的公共卫生学意义

公共卫生指征	氟牙症指数范围	公共卫生指征	氟牙症指数范围
阴性	0.0～0.4	中度	1.0～2.0
边缘性	0.4～0.6	重度	2.0～3.0
轻度	0.6～1.0	极重度	3.0～4.0

我国第四次全国口腔健康流行病学调查，测得12岁氟牙症指数为0.28，患病率是13.4%。

（二）流行特征

1. 地区分布 氟牙症是地方性氟中毒的早期指征，一般认为饮水氟含量以0.7～1.0mg/L为适宜浓度，超过这个浓度将引起氟牙症的流行。在一些高氟煤矿区，土壤和空气中的氟含量很高，当地居民也会产生氟牙症，甚至氟骨症。

2.人群分布

（1）年龄 胎盘对氟有一定的屏障作用，乳牙较少发生氟牙症。6岁以后恒牙逐渐萌出，氟牙症的患病率逐渐升高，至12岁左右恒牙全部萌出，维持相对稳定的水平。中年以后因龋病或牙周病可能导致恒牙逐渐脱落，患病率才开始下降。

（2）性别 氟牙症在男女性别上未发现显著不同。我国第四次全国口腔健康流行病学调查显示12岁年龄组，氟牙症患病率男、女分别为13.7%、13.1%。

（3）城乡 氟牙症在城乡居民中都可发生，但第四次全国口腔健康流行病学调查结果显示，农村地区患病率高于城市，12岁组城市和农村地区患病率分别是10.4%和16.5%。城市与农村地区的差异，可能的原因是城市居民以自来水为主，而农村地区居民饮用水较杂，如果饮用含氟量较高的深井水和河水，患病率就会上升。

（4）牙位 受白垩牙釉质影响最大的是唇颊侧面，上颌牙所受影响为下颌牙的2倍，其中上中切牙受影响最大。受氟牙症影响最严重的是前磨牙。

二、牙本质敏感

牙本质敏感是指暴露的牙本质对外界刺激所产生的短而尖锐的疼痛，并且不能归因于其他特定原因引起的牙体缺损或病变。

（一）评价方法

检查牙本质敏感的方法通常采用温度测试、冷空气吹喷、探针探测和压力测试等。

1.电子压力敏感探针计数 使用一台电子压力敏感探针接触牙颊面暴露的牙面，首先设定10g力量探测，随后每次增加10g力量，最大力量为80g，记录敏感阈值，即受试者表明有不舒服感觉时的压力值。探诊力的数值高说明牙敏感性水平低。

2.冷空气吹喷敏感性评价 使用气枪在离开敏感牙齿1cm距离喷吹1秒，吹气温度为19～21℃，吹气时将手指放在邻牙以避免邻牙症状影响结果的准确性。用Schiff冷空气敏感指数评价：

0 = 牙及受试者对空气刺激不反应。

1 = 牙及受试者对空气刺激有反应，但不请求中止刺激。

2 = 牙及受试者对空气刺激有反应，请求中止刺激或去除刺激。

3 = 牙及受试者对空气刺激有反应，刺激导致疼痛，请求中止。

该指数低的记分表示牙齿敏感性低，反之亦然。

（二）流行特征

1.地区分布 农村人群的患病率高于城市人群，牙周疾病的患病情况较严重。

2.人群分布

（1）年龄分布 牙本质敏感的患病率基本上随年龄增长而增加。我国成年人好发年龄在50～59岁，其次是60～69岁，患病率最低的年龄为20～29岁。

（2）性别分布 根据多个国家的调查显示，女性患病率普遍高于男性。

三、口腔黏膜疾病

口腔黏膜疾病是指发生在口腔黏膜和口腔软组织的多种感染和非感染性疾病，分为两大类：一类是原发性口腔黏膜的疾病，另一类是全身性疾病在口腔表现的黏膜损害。下面仅介绍口腔白斑和口腔扁平苔藓的流行病学情况。

（一）口腔白斑

白斑指发生在口腔黏膜上的白色损害，不能擦去，在临床和组织学上不能诊断为其他疾病。发生部位多见于颊黏膜、上下唇等处，其癌变率为9%～19%，平均癌变病程为8.2年。

1. 指标　流行病学调查中，评价白斑的指标是患病率。白斑的诊断标准曾有过不少争议，并有数次调整。因此，不同时期不同地区白斑患病率进行比较应该慎重。

2. 流行特征

（1）地区分布　由于诊断标准不同，选择的人群不同，导致白斑患病率的报告差异较大。我国自20世纪80年代以来进行过多次口腔白斑患病情况调查，患病率报告显示从0.4%～10.46%不等。

（2）人群分布　从流行病学的分布来看，白斑好发于40岁以上中年人，患病率随年龄增加而升高，好发年龄为50～59岁，以男性居多。

（二）口腔扁平苔藓

口腔扁平苔藓是一种黏膜和皮肤的慢性免疫性炎症性疾病，镜下表现为角化过度与角化不全，伴粒层肥厚、基底细胞坏死液化变性，以及基底膜下有大量淋巴细胞浸润。

1. 指标　在流行病学调查时，扁平苔藓的评价指标主要为患病率。

2. 流行特征

（1）地区分布　我国扁平苔藓一般人群的患病率为0.5%～2.0%。

（2）人群分布　从流行病学分布来看，口腔扁平苔藓发病年龄相差较大，在各年龄段散发，男女比例为1∶3。

四、口 腔 癌

狭义口腔癌指口腔鳞状细胞癌，是发生于舌、口底、腭、牙龈、颊和牙槽黏膜的一种癌症，是世界上常见的癌症之一。在我国以舌癌、颊黏膜癌、牙龈癌和腭癌最为常见。

（一）指标

衡量口腔癌的流行程度多用发病率，衡量不同类型口腔癌是否常见采用构成比。2012年WHO肿瘤数据统计显示男性口腔癌发病率为2.7/10万，女性为1.5/10万。

（二）流行特征

1. 地区分布　口腔癌在全世界均有发现，不同地区之间发病率不同。东南亚地区发病率较高，与当地居民有咀嚼烟草和槟榔的习惯有关。

2. 人群分布

（1）年龄　口腔癌可发生于所有人群，以成年人好发。西方国家的发病高峰大多数在60岁以上，而我国发病的高峰为40～60岁。口腔癌的发病率随年龄的增长而升高。

（2）性别　男女均可发生，但发病率男性明显高于女性。

五、错 𬌗 畸 形

错𬌗畸形指儿童在生长发育过程中，由先天的遗传因素或后天的环境因素，如疾病、口腔不良习惯、替牙期异常等导致的牙齿、咬合面、颌骨、颅面的畸形，如牙齿排列不齐、上下牙弓间的𬌗关系异常、颌骨的大小形态位置异常等。

（一）指数

由于错𬌗畸形种类很多，临床上使用的分类标准也较多，缺乏统一性，多适用于临床诊断，不适宜用作流行病学调查。1997年WHO根据错𬌗畸形不同类型，推荐采用牙美观指数（dental aesthetic index，DAI）。该指数一般用于12岁以上的年龄组，对以下各种状况予以测量：①前牙和前磨牙缺失；②切牙段拥挤；③切牙段出现间隙；④中切牙间隙过宽；⑤上下颌前牙排列不规则；⑥上颌前牙覆盖；⑦前牙开𬌗；⑧磨牙前后错位关系。

（二）流行特征

1. 地区分布　我国错𬌗畸形的患病率为67.82%。

2. 人群分布

（1）年龄　从乳牙全部萌出到恒牙全部萌出，错𬌗畸形的患病率随年龄增长而升高。乳牙期除前牙反𬌗外，其余类型的错𬌗畸形患病率低，进入替牙期后，由于乳牙早失或滞留导致错𬌗畸形患病率上升，进入恒牙期，错𬌗畸形患病率进一步升高。

（2）性别　男女均可患病，无明显性别差异。

六、牙　外　伤

牙外伤是指在突然的机械外力作用下，牙体硬组织、牙髓或牙周组织发生急性损伤的一种疾病。牙外伤多数发生在上前牙，可累及一种或多种组织。

（一）指标

对牙外伤的统计方法，常用发病率和患病率进行评价。

（二）流行特征

人群分布特征如下。

1. 年龄　牙外伤可以发生于各个年龄人群。乳牙外伤多发生在10～24个月的幼儿，恒牙外伤高发人群是6～13岁的儿童。随着人口老龄化，老年人面临跌倒的风险，牙外伤的发病率也在提高。

2. 性别　牙外伤发病率男性远远高于女性。尤其在恒牙期，男女比例为（1.3～2.3）∶1，原因可能是男童较女童更喜欢参与攻击性、对抗性强的活动。乳牙期儿童牙外伤发生的性别差异不明显。

3. 城乡　2015年全国口腔健康流行病学调查报告显示，城市12岁青少年自称在过去1年内有牙外伤经历者占19.9%，而乡村地区则为21.5%。可能与城市学校和家庭对儿童青少年牙外伤的防护意识较强有关。

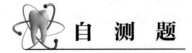 自　测　题

单选题

1. 关于口腔流行病学描述中错误的是（　　　）

　A. 应用流行病学的原则、基本原理和方法

　B. 研究人群中口腔疾病发生、发展和分布的规律

　C. 为探讨口腔疾病的病因和流行因素打下基础

　D. 制定口腔治疗方案

E. 是流行病学的一个分支

2. WHO规定龋病的患病水平是以多少岁时的龋均作为衡量标准（　　　）

A. 8岁　　　　　　B. 9岁　　　　　　C. 14岁

D. 10岁　　　　　E. 12岁

3. 影响龋病患病情况的因素不包括（　　　）

A. 时间分布

B. 国家和地区的不同影响

C. 气候条件

D. 人群年龄、性别、住地和民族不同的影响

E. 氟摄入量、饮食习惯及家族的影响

4. 为了解某市12岁学生患龋情况，准备开展一次口腔健康调查，从既往资料中，已知该市12岁学生患龋率为52.1%，允许抽样误差为10%，需要调查的人数为（　　　）

A. 100人　　　B. 220人　　　　C. 260人

D. 270人　　　E. 368人

5. 标准一致性试验得出Kappa值为0.5，则检查者之间的可靠度是（　　　）

A. 不合格　　　　　　B. 中等

C. 优　　　　　　　　D. 完全可靠

E. 良

6. 下列属于分析性研究的是（　　　）

A. 横断面研究　　　　B. 队列研究

C. 实验研究　　　　　D. 纵向研究

E. 常规资料分析

7. 检查某班15岁学生50名，其中患龋病者10人，龋、失、补牙数：D = 50，M = 5，F = 10。该班学生的患龋率为（　　　）

A. 10%　　　　　　　B. 20%

C. 25%　　　　　　　D. 30%

E. 40%

8. WHO以哪项指标作为比较不同国家或地区人群牙周状况的标准（　　　）

A. 15岁少年的牙石平均检出区段数

B. 15岁少年的牙石检出率

C. 35～44岁年龄组的CPI指数

D. 人群中牙龈炎的患病率

E. 人群中的菌斑指数

（郜文秀　文　静）

第 3 章
龋病的预防

案例 3-1

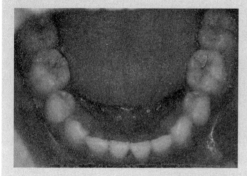

图3-1　患儿下牙列𬌗面图

患儿，女，12岁。因学校组织入学体检，发现左下、右下后牙可疑龋，来院就诊。患者自觉无不适，无药物过敏史、传染病史，无全身系统性疾病等。专科检查：36、37、46、47窝沟呈棕色，不透明，探针尖端探查牙面粗糙，探质硬，冷测正常，叩诊正常，牙龈无红肿，牙体无松动（图 3-1）。

问题： 1. 该患儿可实施何种操作以防止高患龋风险牙的龋变？

2. 治疗后应如何对该患儿及其家长进行椅旁宣教?

第 1 节　龋病致病因素

龋病是口腔常见病、多发病之一，是在细菌、宿主、食物和时间的作用下，牙体硬组织发生的一种慢性感染性疾病。细菌等四种导致龋病发生的潜在因素，称为龋病危险因素，也称易感因素或有害因素，在龋病的病因学研究中，称其为四因素学说（四联学说）。了解龋病危险因素是预防龋病的基础。

一、细菌因素

（一）主要致龋菌

生理状况下，口腔保持着菌群平衡。当某些致病菌过度增殖，菌群平衡紊乱，牙体出现病理性损害，可产生龋病。

口腔主要致龋菌有变形链球菌、乳杆菌和放线菌，通过黏附、产酸和耐酸等作用而致龋，见表3-1。

表3-1　口腔主要致龋菌

致龋菌属	主要致龋菌种	致龋特点	主要致龋类型
链球菌属	变形链球菌、远缘链球菌等	黏附、产酸及耐酸强，致龋性强	各牙面龋
乳杆菌属	乳酪乳酸杆菌、嗜酸性乳酸杆菌等	产酸快且量大，附着较差	窝沟龋、根面龋
放线菌属	粘性放线菌、溶牙放线菌	致龋性较弱	窝沟龋、根面龋
非变形链球菌	唾液链球菌、轻缓链球菌等	与上述细菌协同致龋，另可致心内膜感染	窝沟龋、根面龋

（二）危险因素

1. 致龋作用 致龋菌主要通过牙表面黏附作用、利用蔗糖产酸能力及其耐酸能力而致龋。

（1）黏附 唾液蛋白或糖蛋白吸附至牙面，形成获得性膜，致龋菌菌体表面黏附素与获得性膜上受体结合，称黏附。黏附是致龋菌在牙表面的定植能力，是菌斑形成的关键。致龋菌的黏附功能包括细胞外多糖黏附、表面附着蛋白附着、钙桥蛋白结合等。

（2）产酸 致龋菌能产生乳酸、甲酸、乙酸、丙酸、琥珀酸等，特别是乳酸，是重要的致龋因子。

（3）耐酸 随着菌斑内酸性代谢产物的堆积，pH值可降到5.0以下，此时多数产酸菌不能继续生长，但乳酸杆菌、变形链球菌仍能继续生存并产酸，使菌斑内pH值持续降低，从而促使脱钙。

2. 牙菌斑 是致龋菌的生存环境，菌斑不断附着于牙面，同时也不断被清除。菌斑及致龋菌在牙表面的滞留，是龋发生的条件，故控制菌斑是防龋的重要环节。

（1）菌斑 分致龋菌斑和非致龋菌斑。致龋菌斑内变形链球菌和乳杆菌比例高，利用蔗糖产生的葡聚糖多、pH值低，能降解乳酸产物的细菌比例低，而非致龋菌斑则相反。牙菌斑内致龋菌与产酸菌数量增加，是龋发生的危险预兆。根据发生部位可将菌斑分为光滑面菌斑、窝沟菌斑、邻面菌斑和根面菌斑。

（2）菌斑液 是菌斑细菌细胞间质物，也是直接与牙面接触的液体物质。菌体代谢产物及胞外酶产物存在于菌斑液中，其成分变化，特别是pH值及钙离子饱和度的变化，与龋的发生有直接关系。pH值低，钙离子饱和度下降，可促使釉质表面脱矿，反之则有利于再矿化。pH值在5.5以下，显示有釉质表面脱矿的风险。

二、宿 主 因 素

宿主是龋发生不可或缺的因素，其主要直接因素是牙、唾液、行为习惯及生活方式。

1. 牙和唾液 龋易发生于牙体釉质钙化不完善及菌斑滞留部位。釉质发育不全、牙根外露、牙磨损等无釉质保护的部位，抗酸蚀能力差，是龋的好发部位。窝沟、牙冠裂隙、异常发育沟、牙列不齐、牙邻面接触点以下、异位阻生齿等是不易清洁的菌斑滞留区，也易致龋。另外，充填操作不当、全冠固定修复、正畸固定矫治器托槽周围、不规范的窝沟封闭等医源性因素，亦可致龋。

唾液是牙及细菌的外环境，可调节口腔微生态平衡，有物理清洁、抗附着、抑菌及缓冲等多种功能，影响唾液分泌或成分的因素都可能成为龋病的易感条件。

2. 行为习惯和生活方式 人类的进化和社会的发展，使现代人咀嚼器官退化，饮食习惯的改变和饮食结构的丰富，客观上改变了口内微生态环境，提高了龋病的发生率；同时，不良的口腔卫生行为和生活方式，主观上增加了龋病的发生。增加对龋病致病因素的认知，在个人层面，可提高自身防护意识，改变行为和生活方式，有效预防龋病的发生。

3. 危险因素 既往患龋经历、机体残疾状况及社会经济条件等是龋病的危险因素。机体的全身状况与龋病的发生有一定关系。

三、食 物 因 素

食物既是人体营养的主要来源，也是口腔微生物代谢的能量来源，部分食物成分还是致龋菌致龋的物质基础。

（一）致龋食物

致龋食物主要是碳水化合物类食物，包括蔗糖、葡萄糖、淀粉等，滞留口腔，被致龋菌代谢产酸并合成细胞外多糖。

1. 蔗糖　是致龋的重要因素。变形链球菌通过多种途径利用蔗糖，合成细胞内多糖。现代饮食习惯中，甜食和含糖饮料的摄入频率明显增加，糖在口腔存留时间过长，致龋菌连续代谢产酸，pH值下降，超出唾液的缓冲能力，导致牙面脱矿。甘露醇、山梨醇、木糖醇、甜菊糖等不能被致龋菌利用产生葡聚糖及有机酸，因此可作为防龋的糖代用品。

2. 蛋白和脂肪类食物　食物中蛋白可使菌斑pH升高，有利于磷酸钙饱和及再矿化。牙釉质基质形成时期，缺乏蛋白可使釉质形成缺陷，从而降低抗龋能力。目前尚无充分证据证明脂类食物与龋发生有确切关系。

3. 其他　食物中的氟、钙、磷酸盐是牙再矿化的原料。氟可促进再矿化，增加羟基磷灰石的抗酸力及抑菌作用。镁可促进釉质发育完善，锌可阻止致龋菌附着，镉和钼可增加抗酸能力。

（二）致龋饮食习惯

1. 酸性饮料　饮用过多的酸性饮料，致使龋进一步受酸的侵蚀，在此基础上，易加重牙面的龋坏。

2. 饮食习惯　夜间睡眠时间咀嚼活动停止，唾液分泌及口腔自洁能力降低，有利于口腔微生物大量繁殖。若入睡前食用甜食或含糖饮料，更有利于致龋菌繁殖致龋。

四、时间因素

龋病的发生，除上述3种因素相互作用外，还与致龋时间有密切关系，如致龋菌斑在牙表面滞留的时间、菌斑内酸性产物持续的时间等。时间因素持续越长，龋病发生危险性越大。

综上所述，龋病主要是宿主、细菌、食物以及时间因素长期、反复、同时作用的结果（表3-2）。

表3-2　龋病危险因素

危险因素	具体内容
细菌	变形链球菌群、乳杆菌、放线菌等
宿主	①牙：牙体釉质钙化不完善及菌斑滞留部位；②唾液：唾液量、唾液流率、唾液缓冲能力、唾液成分等；③经济基础：社会经济状况、个人收入、医保状况等；④行为习惯：口腔卫生习惯、饮食习惯等；⑤认知水平：受教育程度、口腔健康知识、态度、素养等
食物	蔗糖等致龋食物、过多的酸性饮料等
时间	①致龋菌斑在牙表面滞留的时间；②菌斑内酸性产物持续的时间；③菌斑及唾液环境低于临界pH值所持续时间等

第2节　龋病预测与早期诊断

一、龋病预测

（一）易感因素预测

龋病的发生是易感人群在细菌、食物等因素的作用下，经过一定致龋时间，牙齿脱矿与再矿化失去平衡，脱矿逐渐占据优势的连续发展过程。龋病预防的研究进展，使最终消除龋病成为可能。在众多预防措施中，易感人群预测和早期诊断是实现目标的关键。通过易感因素预测，及时发现易感人群，可有效预防龋病的发生。

龋病易感因素包括患龋经历、致龋微生物、唾液和其他因素。

1. 患龋经历　生命早期发生龋病或有多颗龋齿的个体在未来发生龋损的概率增加，因为既往患龋经历体现出患龋个体口腔内牙齿脱矿与再矿化的动态平衡更倾向于"脱矿"方向，因此既往患龋经历（特别是第一恒磨牙）成为预测未来龋病最有效的指标之一，具体表现在乳前牙龋可预测乳后牙龋，乳磨牙龋可预测恒牙龋。

作为最重要的预测指标，患龋经历的检查方法简单、价廉且快速。但患者可能在龋病发生后改变口腔保健行为，打破脱矿与再矿化的平衡，使平衡向另一方向发展，故该指标具有一定的滞后性。

2. 致龋微生物　作为龋病预测指标已得到普遍认可，致龋微生物中的变形链球菌和乳杆菌与龋病发病和进展之间的关系已经明确。其中变形链球菌水平可作为低龄儿童龋的预测指标，乳杆菌数量可用于预测儿童龋易感性。第一恒磨牙窝沟菌斑总菌计数值、酸性环境中的产乳酸能力以及全口光滑面集合菌斑中耐酸菌数量是更具显著性的危险性指标。

3. 唾液

（1）唾液流率　唾液分泌受进食、咀嚼、年龄、时间、情绪等因素的影响，正常成人静态流率平均为0.33ml/min，动态流率平均为1.89ml/min，长期唾液流率是预测龋病高危人群最有效的唾液指标。可根据唾液流率预测致龋危险性：流率＜0.7ml/min提示危险性较高，流率0.7～1ml/min提示危险性中等，流率＞1ml/min提示危险性较低。

（2）唾液缓冲能力　唾液主要通过磷酸盐系统、碳酸盐系统和碳酸氢盐系统维持口腔环境pH值处于中性环境（pH值6～7），中和致龋菌所产生的酸。唾液缓冲能力与性别、健康状况、激素水平以及新陈代谢有关。pH值5～7提示缓冲能力高，龋危险性低；pH值4～5提示缓冲能力中等，龋危险性中等；pH值＜4提示缓冲能力低，龋风险性高。

（3）唾液成分　唾液中的无机离子可影响釉质的脱矿和再矿化，其中氟离子是重要的防龋成分，可使牙齿羟基磷灰石转化为氟磷灰石而增强其抗酸能力，因此，唾液中保持略高的氟浓度有防龋作用。另外，唾液蛋白质可影响细菌的定植，组蛋白、乳铁蛋白、溶菌酶、SIgA、IgG、IgE、IgM等能抑制细菌及致龋菌附着作用。

4. 其他　如社会经济状况、口腔卫生和饮食习惯、个人受教育程度，以及口腔健康知识、态度和素养等，都是龋病的影响因素，也可作为预测指标，如生活习惯可作为乳牙龋的预测指标，口腔卫生习惯和饮食习惯可作为预测低龄儿童龋，尤其是重度低龄儿童龋的指标。与成人相比，这些因素对儿童和老年人的龋预测更为有效；但与患龋经历和致龋微生物相比，对预测结果的影响则相对较小，难以成为独立的预测指标，因此，可多个预测指标联合应用。

以上易感因素，可通过相应的龋病风险评估系统获取信息，为制定个性化防治计划提供有效证据（表3-3）。

表3-3 龋病风险评估系统

评估系统	提出者（机构）	评估内容
美国牙科协会龋病风险评估系统（american dental association，ADA）	美国牙科协会	促进因素：氟暴露情况、甜食、家人患龋情况等
		一般健康情况：患者经历的放疗、化疗及药物使用
		临床情况：患龋经历、菌斑情况、矫治器使用情况等
龋病风险评估工具（caries-risk assessment tool，CAT）	美国儿童牙科学会	临床情况：患龋情况、菌斑、矫治器、变异链球菌
		环境因素：氟暴露情况、饮食、社会经济因素和家庭口腔维护
		一般健康情况：需要特殊医疗要求、有减低唾液流速的因素等

续表

评估系统	提出者（机构）	评估内容
龋病风险评估和管理系统（caries-risk assessment tool，CAMBRA）	加利福尼亚牙科协会	疾病指标：临床观察到的既往患龋情况及龋活跃情况
		危险因素：有未来新龋发生或现有病损危险程度增加的生物因素
		保护因素：能降低现有危险因素的生物或治疗方法
Cariogram龋病风险评估系统	瑞典学者彼得松等	患龋经历、相关疾病、饮食结构、饮食次数、牙菌斑量、变异链球菌、氟化物应用项目、唾液分泌、唾液的缓冲能力

（二）实验室预测

龋活性试验是以致龋菌及酸性产物为指标，检测个人和群体龋发生危险因素的试验。作为预报性检测，龋活性试验可为制订防龋计划提供信息，对高危群体防控龋病有一定意义。

1. Cariostat 试验

检测目的：检测牙表面菌斑内产酸菌的产酸能力以判断龋活性。

检测用物：含溴甲酚紫及溴甲酚绿的液体培养管、标准棉签。

检测方法：用标准棉签涂擦一侧牙颊面菌斑4～5次，将棉签放置培养管内，37℃，48小时培养，观察培养液颜色变化。

2. Dentocult SM 试验

检测目的：检测唾液中每毫升变异链球菌菌落形成单位（CFU/ml）的数量以判断龋活性。

检测用物：含有轻唾选择培养液的5ml带螺帽培养试管、标准塑胶附着板、杆菌肽纸片、石蜡。

检测方法：受试者咀嚼石蜡丸1分钟后，持附着板在舌背部翻转涂抹10次，旋将板放置培养试管内，旋上螺帽，37℃，48小时培养，观察附着板上变异链球菌（蓝色）密度。

3. Dentocule LB 试验

检测目的：检测唾液乳杆菌数量以判断龋活性。

检测用物：含乳杆菌选择固体培养基试板，带螺帽培养管。

检测方法：受试者咀嚼石蜡丸1分钟后，收集唾液，将唾液均匀浇于培养板上培养基表面，悬去多余唾液，放置培养管内，35℃，4天培养，观察培养板上附着乳杆菌菌落密度，与标准板对比明确等级。

4. Dentobuff Strip 试验

检测目的：测试唾液缓冲能力以判断龋活性。

检测用物：含指示剂的黄色酸性试条。

检测方法：用试条浸受试者唾液，观察试条颜色变化。

各试验的结果判断，见表3-4。

表3-4 龋活性试验的结果判断

检测试验	结果判断
Cariostat 试验	产酸能力由低到高颜色依次为蓝紫色、绿色、黄绿色和黄色，分值分别为0、0.5、1.0、1.5、2.0、2.5和3.0。0和0.5为低患龋风险，1.0和1.5为中患龋风险，2.0、2.5和3.0为高患龋风险
Dentocult SM 试验	结果分0、1、2、3四级，对应的变异链球菌数量为"0"为无菌着，$1<10^5$，$10^5<2<10^6$，$3>10^6$。0为无龋活性，1为低龋活性，2为中龋活性，3为高龋活性
Dentocule LB 试验	结果分四级：1000/ml（10^3CFU/ml）为0级，10 000/ml（10^4CFU/ml）为1级，100 000/ml（10^5CFU/ml）为2级，1 000 000/ml（10^6CFU/ml）为3级。0级为无龋活性，1级为低龋活性，2级为中龋活性，3级为高龋活性
Dentobuff Strip 试验	试条从黄色变为蓝色，表示pH值＞6.0，表明唾液有缓冲能力，颜色不变则表明唾液缓冲能力差

二、龋病的早期诊断

在各种易感因素的作用下，表层下牙釉质发生脱矿，在釉质表面呈现白斑，即为早期龋，也称白斑龋或龋白斑。早期龋具有可逆性，经适当的预防和治疗，可恢复为健康牙，但若未能及时干预，表层下脱矿继续扩大，则可导致牙釉质表层崩塌，形成明显龋损，故龋病的早期诊断意义尤为重大。

龋病的早期诊断方法有常规临床检查、X线检查和特殊仪器诊断。

（一）常规临床检查

1. 光滑面早期龋　因光滑面表面存在白斑，故应先清洁牙面，再隔湿吹干，以避免唾液折光的干扰。检查中不宜用尖探针划探，以免破坏釉质表面的再矿化。

2. 窝沟早期龋　观察黑变情况，探查表面粗糙感，以初步确定龋坏程度。

3. 邻面早期龋　表现为表面粗糙，X线显示釉质表面脱矿透影表现。用探针探查粗糙感，再辅助X线片检查，可确定早期龋的存在。此部位在临床工作中易被忽略，应选择适当X线投射方法，𬌗翼片能较好显示邻面表面下脱矿现象，也可用根尖片（X线平行投照技术为宜）明确诊断。

1999年，本·尼瓦德（B.Nyvad）等提出应用10分制区分活性与非活性龋损的诊断标准（表3-5）。

表3-5　龋损的诊断标准

评分	分类	标准
0	正常	釉质呈半透明状，质地正常
1	活性龋（表面完整）	完整表面：釉质表面呈白色或浅黄色，失去光泽；探针尖划过表面有粗糙感，多有菌斑覆盖；无临床可探查的基质缺失。光滑面：典型龋损紧贴龈缘。窝沟：形态完整；缺损沿沟壁延伸
2	活性龋（表面不完整）	釉质仅局部表面缺损，无潜行龋或探查洞底无软龋
3	活性龋（龋洞）	肉眼清晰可见釉质或牙本质有龋洞；探诊龋洞表面软化或皮革感；可或不可波及牙髓
4	非活性龋（表面完整）	釉质表面呈白色、棕色或黑色。釉质有光泽，探针尖轻划时质硬而光滑；无临床可探查的基质缺损。光滑面：龋损常远离龈缘。窝沟：窝沟形态完整；龋损沿沟壁延伸
5	非活性龋（表面不完整）	釉质仅表面局部缺损（微洞），无潜行龋或探查洞底无软龋
6	非活性龋（龋洞）	肉眼可见釉质或牙本质龋洞。洞表面有光泽，探针轻压时质地硬，牙髓未波及
7	已充填	正常表面
8	已充填+活性龋	龋洞形成或未形成
9	已充填+非活性龋	龋洞形成或未形成

2011年，荷兰学者弗兰肯（Frencken）等提出了龋病评估系统（caries assessment spectrum and treatment，CAST）。此系统综合了WHO龋病计分标准、ICDAS-Ⅱ和PUFA系统的优点，评估范围从无龋牙面到因龋导致的牙齿拔除，涵盖龋病发展的整个过程（表3-6），可靠、实用、全面且易于解读，可用于口腔流行病学调查，也可用于指导临床、教学和科研。

表3-6　CAST龋病编码标准

特点	评分	描述
无龋牙面	0	无龋损迹象的牙面
窝沟封闭	1	点隙窝沟部分或全部被窝沟封闭剂覆盖
充填无龋	2	牙面可见（直接或间接）充填体
釉质龋	3	局限于釉质龋损，可见龋白斑或棕色龋源性着色
牙本质暗影	4	牙本质龋损所致牙面颜色改变，透过釉质可见牙本质暗影

特点	评分	描述
牙本质龋洞	5	深达牙本质的龋洞，髓室壁完整
牙髓病变	6	龋损破坏髓室壁，或仅剩残根
肿胀或瘘管	7	龋损累及牙髓而导致的脓肿或瘘管
因龋缺失	8	因龋而拔除的乳牙或恒牙
其他	9	不符合上述所有描述的情况

（二）X线检查

X线是目前除视诊和探诊外，临床最常用的早期龋辅助诊断方法，特别适用于邻面龋或继发龋的诊断，多用𬌗翼片及根尖片（平行投照技术为宜），𬌗翼片的准确率较根尖片为高。早期龋的诊断率随X线剂量、曝光及投照技术的改进，在不断提高。

（三）特殊仪器检查

随着技术的进步，新的特殊仪器被应用于临床，促进了早期龋的诊断。

1. 激光荧光龋检测仪

检测原理：属便携式早期龋诊断仪器，其工作原理是正常牙面会吸收655nm波长的光，而龋坏牙面则反射近红外光的荧光，且荧光强弱与龋坏程度相关。

检测方法：吹干牙面后，光照正常牙面，标记为对照牙面，然后照射检测牙面，观察面板读数。

检测结果：0～10为健康牙面，11～20为釉质浅层龋坏，21～30为釉质深层龋坏，＞30为牙本质龋坏。

2. 定量光导荧光法

检测原理：正常牙体因含矿物质而有自荧光现象，脱矿后牙釉质的光传导性下降。

检测方法：第一代定量光导荧光（quantitative light-induced fluoresence，QLF）设备使用290～450nm波长的弧光灯作为激发光，通过口内摄像系统，滤去波长大于540nm的光后摄片，并经程序处理得到图像。第二代QLF设备使用385～425nm波长作为激发光。

检测结果：第一代QLF设备图像中，健康牙体组织呈现绿色，脱矿牙体组织呈现暗灰色，软件分析可计算牙体脱矿情况。第二代QLF设备图像中，健康牙体组织呈现白色，脱矿区域呈现黑色，部分菌斑呈现亮红色。

3. 光纤透照技术

检测原理：正常牙体在紫外线照射下有荧光透射，龋坏组织的局部光线透射减低，吸收可见光，并发生散射。

检测方法：强光源从牙体一侧照射，另一侧接收，用于磨牙或前磨牙时可从𬌗面接收。

检测结果：脱矿的釉质呈现亮背景上的暗影图像，龋坏的牙本质表现为釉质层下的橘黄、棕或灰色，以此区分釉质层龋坏和牙本质层龋坏。

如果在光纤透照的基础上增加计算机显示，可直接观察收集的图像，即为数字成像光纤透照。与临床观察对比，图像直观，便于对患者进行健康教育，但无法显示龋损深度。

以上检查方法各有优劣（表3-7），但目前龋病最方便、最常用的诊断方法仍是临床视诊和探诊，特殊仪器检查可作辅助诊断用。

表3-7 特殊仪器检查方法

检测方法	优点	缺点	应用
激光荧光龋检测仪	无创、简单、快速、无痛；满意度高和可接受性高；可量化龋坏程度；可重复性好	使用前须清洁牙面；有假阳性；老年牙诊断欠佳；仪器需定期校准	𬌗面龋、光滑面龋、邻面龋
定量光导荧光法	无创、简单、便捷；可显示龋坏面积、龋坏深度和龋坏体积；可定量测量脱矿程度	不能用于邻面龋；需要专门的软件处理图像	光滑面、继发龋、正畸托槽周围牙面
光纤透照技术	牙体破坏小；简单、快速、价廉；灵敏度高	需专门设备和专业操作人员	邻面龋

第3节 龋病的预防方法

一、龋病的三级预防

1.一级预防 一级预防又称病因预防，是针对龋病危险因素（牙菌斑、限制糖的摄入等）或可疑危险因素进行的预防，是预防和控制龋病的根本措施。

2.二级预防 二级预防又称三早预防，即早发现、早诊断、早治疗。定期进行一般口腔检查以及X线片辅助检查，做到早期发现，早期确诊龋病，并早期进行干预治疗。具体手段如涂布再矿化液、预防性充填等。

3.三级预防 三级预防指的是防止龋病进一步发展（修复牙体缺损、缺失及牙列缺失），恢复牙齿和牙列的功能。相比一、二级预防，三级预防措施更为被动。

二、预防方法

（一）菌斑控制

1.机械方法 机械清除菌斑是简易的自我保健方法，包括刷牙、使用牙线、牙间隙刷清洁牙齿等。每日早晚两次有效刷牙，配合含氟牙膏，是预防龋病的基本措施，并使用牙线或牙间隙刷清洁邻面，有条件者使用电动牙刷。

2.化学方法 使用漱口液、喷雾剂等，降低菌斑水平。此法不宜常规使用，一般用于龋高危群体。

3.免疫方法 包括主动免疫和被动免疫。主动免疫是利用防龋疫苗，选择特异性抗原作为免疫原，刺激机体产生特异性抗体，经由唾液发挥抗龋作用。防龋疫苗有全疫苗、亚单位疫苗、多肽疫苗、基因重组疫苗、核酸疫苗等，但目前应用仍存在障碍。被动免疫是利用特异性抗体，直接在口腔与致龋菌抗原进行免疫，获得防龋效果。特异性抗体包括单克隆及多克隆抗体、多肽抗体、转基因抗体。此法安全性大，但缺乏免疫记忆力。

（二）饮食控制及使用糖代用品

1.饮食控制

（1）含糖食品 蔗糖是致龋性最强的糖，果糖、麦芽糖也有一定的致龋性，乳糖的致龋性较弱。饮食中外来的游离糖是主要的致龋食物。以淀粉为主要成分的食物如马铃薯、面包、米饭等，不易致龋，但精制面粉经过加热处理与糖混合制成的食物，如饼干等，则具有致龋性。

（2）摄糖量和频率 每日摄糖量和频率与龋的发生呈正相关，因此应减少摄糖量和摄糖频率，同时每次摄糖后应清洁口腔。

（3）糖的来源 对于学龄儿童，2/3的游离糖来源于零食、软饮料和餐桌上的糖。果味含糖饮料是口腔健康的最大危害，也是猖獗龋的致龋因素。因此，要调整饮食结构，多食淀粉类食物、新鲜水果及蔬菜。

2.使用糖代用品 蔗糖代用品有两类，一类是高甜度且有抑菌作用的代用品，如天冬苯丙二肽酯、苯甲酸亚胺、环拉酸盐和甜叶菊糖。另一类是低甜度的代用品，如木糖醇、山梨醇、甘露醇、麦芽糖、异麦芽酮糖醇等，产酸低，pH值下降少，致龋作用低。

（三）增强宿主抗龋力

孕期和婴儿时期是乳牙的发育阶段，幼儿及学龄前时期是恒牙的发育阶段，这些阶段应注意营养与保健，避免乳牙和恒牙发育缺陷。

1.加强孕期及婴幼儿期保健 孕妇应注意全身健康和口腔保健，及时治疗口腔疾病，防止早产儿、低出生体重儿的发生。婴幼儿在乳牙未萌出到恒牙胚发育期（3岁以内），应正确喂养及补钙，促使乳牙正常发育、萌出及恒牙正常发育，减少牙齿钙化不全及牙釉质发育不全的发生。

2.加强儿童及青少年口腔保健
（1）应用氟化物。
（2）窝沟封闭。
（3）增强咀嚼功能，促进颌骨发育，保证恒牙的正常替换。

（四）定期口腔健康检查

口腔健康检查的间隔时间，学龄前儿童为3～6个月，学龄儿童为6个月，成人为6～12个月。对于龋易感者，应缩短口腔健康检查的间隔。

第4节　龋病的临床预防技术

一、窝沟封闭

窝沟封闭又称点隙窝沟封闭，是不去除牙体组织，在𬌗面、颊面或舌面的点隙窝沟涂布树脂或玻璃离子材料，保护牙釉质不受细菌及代谢产物侵蚀，达到预防龋病发生的方法。

窝沟封闭使用的黏性高分子材料，包括树脂、玻璃离子等，称为窝沟封闭剂。

（一）儿童窝沟解剖及患龋概况

第四次全国口腔健康流行病学调查资料显示，我国3岁儿童乳牙患龋率为50.8%，龋均为2.28，未治疗率为98.2%；5岁儿童乳牙患龋率为71.9%，龋均为4.24，未治疗率为96.0%。我国儿童乳牙患龋率高，未治疗率更高，其中大多为窝沟龋。12岁年龄组恒牙患龋率为38.5%，恒牙龋均为0.86，龋补充填比为16.5%，龋好发牙位依次为下颌第一磨牙、下颌第二磨牙和上颌第一磨牙。提示防止窝沟龋的发生是龋病预防的关键，而我国仅6.9%的12岁年龄组接受过窝沟封闭。

点隙窝沟主要存在于磨牙咬合面，部分在下颌磨牙的颊侧面。磨牙咬合面裂隙有单个或多个点隙，前磨牙少，磨牙多。根据解剖学形态，窝沟可分为V形、Ⅰ形、U形、IK形和其他形，其中浅而宽的V形沟和深而窄的Ⅰ形沟较常见。龋易感的是Ⅰ形沟，沟裂狭窄而长，深达1.5mm，直径最窄处仅0.1mm，底端膨大朝向釉牙本质界。

点隙窝沟的解剖形态导致其易为细菌聚集定植、窝沟较深不易自我清洁或专业清洁、窝沟口可能被填塞物阻挡不利局部用氟的进入、点隙窝沟接近或到达釉牙本质界使牙釉质层较薄或缺如，这些因素导致龋的发生比平滑面早，进展也更迅速。

窝沟龋首先发生于窝沟壁，表现为狭窄处相对的沟壁上牙釉质龋损形成。在龋形成的早期，窝沟底部不受影响，随着龋的继续发展，沟壁病损逐渐扩大，最后累及沟底，形成金字塔形损害。病损一旦累及沟底，病变向邻近牙釉质和釉牙本质界方向发展，当病损累及牙本质时，损害进程加速，逐渐形成临床可探查的龋洞。

（二）窝沟封闭的适应证

（1）深窝沟牙，特别是可插入或卡住探针的第一恒磨牙、第二恒磨牙、前磨牙、上恒切牙（舌侧窝）和乳磨牙。

（2）高患龋风险人群，有其他牙（特别是对侧同名牙）已患龋或有患龋倾向，或有早期窝沟龋的磨牙。

封闭时机以磨牙萌出达咬合平面最为适宜。乳磨牙3～4岁、第一恒磨牙6～7岁、第二恒磨牙11～13岁为最适宜封闭年龄。

（三）窝沟封闭剂

1. 窝沟封闭剂的组成　封闭剂常由有机高分子树脂、稀释剂、引发剂和辅助剂（如溶剂、填料、氟化物、涂料等）组成。现临床大多使用第三代或第四代可见光固化封闭剂，第四代在第三代的基础上增加了氟化物。

（1）树脂基质　封闭剂主要成分，常用双酚A二甲基丙烯酸缩水甘油酯。

（2）稀释剂　加入树脂基质以降低树脂黏度，多用甲基丙烯酸甲酯、二缩三乙二醇双甲基丙烯酸酯、甲基丙烯酸缩水甘油酯等。

（3）引发剂　可分为自凝引发剂与光固引发剂。前者常由过氧化苯甲酰和芳香胺，如N,N二羟乙基对甲苯胺组成。后者多采用α-二酮类光敏剂，如樟脑酯。

2. 封闭剂的类型与特点

（1）光固化封闭剂　抗压强度较大且封闭剂表面光滑，固化时间较短（10～20秒），操作方便，不需调拌，也无气泡产生，但需光固化机。目前常用430～490nm可见光源。

（2）自凝固化封闭剂　不需特殊设备，花费较少。但使用前需调拌，材料短时间内易固化，且调拌过程可能产生气泡。

为便于检查识别保存率，常在封闭剂中加入少量染料，使其呈白色、红色、粉色、蓝色等，加入染料后封闭剂的防龋效果与保留率无明显改变。

（四）临床操作方法与步骤

窝沟封闭可分为清洁牙面、酸蚀、冲洗和干燥、涂布封闭剂、固化、检查六个步骤。封闭成功是封闭剂完整保留的关键。

1. 清洁牙面　酸蚀与封闭前应先彻底清洁牙面，特别是窝沟。在低速手机上装好锥形小毛刷或橡皮杯，蘸适量清洁剂或水刷洗牙面，并用探针清洁窝沟。清洁剂可用浮石粉或不含氟牙膏，不宜用含油质清洁剂或过细磨料。彻底冲洗牙面后漱口，用尖锐探针清除窝沟中残余的清洁剂（图3-2）。

2. 酸蚀　使用棉纱球或棉卷隔湿，吹干牙面后用细毛刷、小棉球或小海绵块蘸酸蚀剂酸蚀牙面。酸蚀剂可用30%～40%的磷酸液或含磷酸凝胶，酸蚀面积应大于封闭范围，一般为牙尖斜面的2/3。恒牙酸蚀20～30秒，乳牙酸蚀60秒。酸蚀中不得擦拭酸蚀牙面，以免降低粘接力。酸蚀剂用量适当，不要溢至口腔软组织，并避免产生气泡（图3-3）。

3. **冲洗和干燥** 水枪或注射器加压冲洗牙面10～15秒后，用吸唾器吸干，去除牙釉质表面的酸蚀剂和反应产物。若酸蚀剂为含磷酸凝胶，冲洗时间应加倍。冲洗后立即更换干棉球或干棉卷隔湿，无油无水的压缩空气吹干牙面约15秒，也可采用挥发性溶剂如无水酒精和乙醚辅助干燥（图3-4）。

封闭前保持牙面干燥，不被唾液污染是封闭成功的关键。可用棉卷隔湿，亦可用专用吸唾器或橡皮障等。酸蚀牙面干燥后呈白垩色外观，若未出现，应重复酸蚀。操作中如发生唾液污染，应再次冲洗牙面，彻底干燥后重复酸蚀。

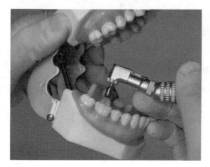
图3-2 清洁牙面

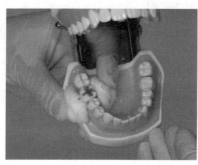
图3-3 酸蚀

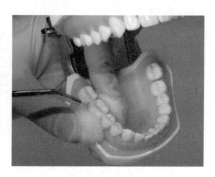
图3-4 干燥牙面

4. **涂布封闭剂** 用细刷笔、小海绵或厂家专用供应器，将封闭剂涂布于酸蚀的窝沟点隙处。封闭剂应渗入窝沟，使窝沟内空气排出。不影响咬合的情况下尽可能有一定厚度，否则可能因缺乏足够的抗压强度而易被咬碎，导致封闭剂脱落。若有高点则应调殆。若采用自凝封闭剂，可取等量A、B组（分别含引发剂和促进剂）调拌10～15秒，混匀。调拌时注意速度，避免产生气泡，影响固化质量。A、B组分完全混匀后需在45秒内涂布，避免封闭剂进入初凝后黏度增大，流动性降低。涂布后不得再污染和搅动。光固化封闭剂则不需调拌，可直接取出涂布在牙面后，用光固化机固化。光固化封闭剂在自然光下会凝固，如连续封闭多颗牙，不宜取量过多，取出的可用暗盒储存，避免封闭剂暴露（图3-5）。

5. **固化** 自凝封闭剂涂布后1～2分钟即可自行固化。光固化封闭剂涂布后，立即用可见光源照射，光源距离牙尖约1mm，照射时间根据产品类型和可见光源性能决定，一般为20～40秒，照射范围应大于封闭剂涂布范围（图3-6）。

6. **检查** 封闭剂固化后，用探针全面检查，以了解固化程度、粘接情况、有无气泡存在等。寻找遗漏或未封闭的窝沟进行重新封闭，观察有无过多封闭材料及是否需要去除。如有咬合高点则应调殆。封闭后还应在3个月、半年或1年定期复查，观察封闭剂保留情况，若有脱落则应做适当处理或重新封闭（图3-7）。

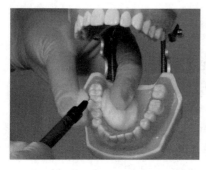
图3-5 涂布封闭剂

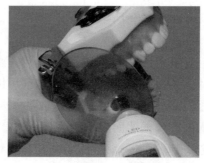
图3-6 固化

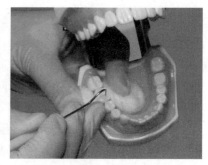
图3-7 检查

（五）临床效果评价

窝沟封闭的防龋效果和窝沟封闭的成功与否直接相关，封闭一定时间后需检查封闭剂保留情况，进行临床效果评价。窝沟封闭的临床效果评价，常采用封闭剂保留率和龋降低率两个指标，而龋降低率的计算，可采用龋降低相对有效率和龋降低实际有效率。计算公式为：

$$封闭剂保留率 = \frac{封闭剂保留的牙数}{已封闭的总牙数} \times 100\% \tag{3-1}$$

$$龋降低相对有效率 = \left[\frac{对照组龋齿数 - 试验组龋齿数}{对照组龋齿数} \right] \times 100\% \tag{3-2}$$

$$龋降低实际有效率 = \left[\frac{对照组龋齿数 - 试验组龋齿数}{已封闭的总牙数} \right] \times 100\% \tag{3-3}$$

评价方法可采用自身半口对照法。在口内选择一对同名牙（如两侧下颌第一恒磨牙），随机选择一颗牙做封闭，另一颗牙作为对照不做处理，经过一定时间后评价封闭剂的保留率，并与对照牙比较计算龋降低相对有效率和龋降低实际有效率。

临床工作中，单次封闭操作即可显著预防窝沟龋。耐磨性较小的树脂材料在封闭7年后仍有2/3完全保留，50%在10年后仍完全保留。即使封闭剂部分或完全脱落，仍有防龋作用。窝沟封闭的保留率，大龄儿童较小龄儿童高，下颌牙较上颌牙高，恒牙较乳牙高，前磨牙较磨牙高，殆面较颊舌沟高。

二、预防性树脂充填

预防性树脂充填是一种充填与窝沟封闭相结合修复小窝沟龋和窝沟可疑龋的措施。此法仅去除窝沟处病变牙釉质或牙本质，根据龋损大小，采用酸蚀技术和树脂材料充填龋洞并在牙面涂布封闭剂，保留更多健康牙体组织的同时，阻止早期龋的发展。

（一）预防性树脂充填的适应证

（1）较深点隙窝沟有患龋倾向，可能发生龋损。
（2）沟裂有早期龋迹象，牙釉质混浊或呈白垩色。
（3）殆面窝沟和点隙有龋损能卡住探针。

预防性树脂充填的优点是使用复合树脂或玻璃离子作为充填剂，与牙釉质机械或物理性结合后，再与封闭剂化学性粘接，以减少微渗漏的产生。预防性树脂充填与窝沟封闭的保留率相似，较单纯封闭的防龋效果更好，是较理想的处理早期窝沟龋的临床技术，但不适于大范围、深的多面龋损。邻殆复面洞充填者禁用。

（二）预防性树脂充填的分类

基于龋损范围、深度和所用充填材料，可将预防性树脂充填分为3种类型。
1. 类型A　需用最小号球钻去除脱矿牙釉质，用不含填料的封闭剂充填。
2. 类型B　用小号或中号球钻去除龋损组织，洞深基本在牙釉质内，常用流动树脂材料充填。
3. 类型C　用中号或较大球钻去除龋损组织，洞底已达牙本质，故需垫底，牙本质或牙釉质涂布粘接剂后用复合树脂材料充填，其余窝沟做封闭。

（三）临床操作方法与步骤

预防性树脂充填除去除龋坏组织和使用粘接剂外，其操作步骤与窝沟封闭相同。

（1）用手机去除点隙窝沟龋损组织，球钻大小依龋坏范围而定，不做预防性扩展。

（2）清洁牙面，彻底冲洗干燥、隔湿。

（3）C型在酸蚀前应将暴露牙本质用氢氧化钙垫底。

（4）酸蚀骀面及窝洞。

（5）A型只需用封闭剂涂布骀面窝沟及窝洞；B型用流动树脂材料或加有填料的封闭剂充填，固化后在骀面上涂布一层封闭剂；C型在窝洞内涂布一层牙釉质粘接剂后，用后牙复合树脂充填。

（6）术后检查充填及固化，有无漏涂、咬合过高等情况。

操作中应特别注意避免唾液污染酸蚀后的牙釉质，保持酸蚀面绝对干燥。

三、非创伤性修复治疗

非创伤性修复治疗指使用器械去除龋损组织，再用粘接性、耐压和耐磨性能较好的新型玻璃离子材料充填龋洞的技术。非创伤性修复治疗不需电动口腔科设备，容易操作，接受度高，避免去除过多牙体组织，玻璃离子中氟离子的释放可使牙本质硬化以阻止龋的发展，兼有治疗和预防效果等。适于偏远山区等缺少电力和复杂口腔科设备的地区使用。

（一）非创伤性修复治疗的适应证

非创伤性修复治疗适用于无牙髓暴露、无可疑牙髓炎的恒牙和乳牙的中小龋洞，能允许最小的挖器进入。

（二）临床操作方法与步骤

1. 备洞 棉卷隔湿保持干燥，湿棉球擦去牙面菌斑，干棉球擦干表面，确定龋损大小；若牙釉质开口小，使用斧形器扩大入口，使用湿棉球去除破碎牙釉质，再用棉球擦干；龋洞进口开大后湿润龋洞，用挖匙去除腐质，进一步扩大洞口，将腐质去除干净；用棉球保持龋洞干燥清洁；患者尝试咬合，观察牙是否接触龋洞，以便充填后修整及调整咬合。

2. 清洁 用处理剂清洁窝洞以促进玻璃离子材料与牙面的化学性粘接，处理剂多用10%弱聚丙烯酸。小棉球或小海棉球蘸一滴涂布全部窝洞10秒后，立即冲洗2次。若窝洞被血及唾液污染，应及时止血，冲洗并干燥，用干棉卷隔湿后再涂处理剂。

3. 混合与调拌 根据粉液比例，在调拌纸上把粉分为两等份，将液体瓶水平放置片刻使空气进入瓶底，然后将一滴液体滴到调拌纸上。使用调拌刀将粉与液体混合，避免扩散。一半粉剂湿润后，再混合另一半粉。调拌应在20～30秒完成，然后快速将调好的材料放入洞内。

4. 充填

（1）单面洞 注意工作环境保持干燥，用棉球擦干龋洞，调拌好玻璃离子后用雕刻刀钝端将其放入备好的洞内，用挖匙凸面压紧玻璃离子。注意避免气泡，充填材料稍高于牙面，将余下的点隙窝沟一并充填。

在充填材料失去光泽前，将戴手套的手指涂少许凡士林放在其上向龋洞内紧压，使玻璃离子进入龋洞内，当材料不再有黏性后再移开手指（约30秒）。用器械去除多余材料，使用凡士林覆盖玻璃离子表面，维持充填物干燥时间30秒。充填后用咬合纸检查咬合情况，若咬合高可用器械去除多余材料，调整到正常咬合，再涂一层凡士林。最后漱口并嘱患者1小时内避免进食。

（2）复面洞 复面洞龋损较大并涉及多个牙面，应特别注意确保充填体外形正常。操作基本与单面洞相同。

1）前牙复面洞充填：使用棉卷保持工作环境干燥；用棉球擦干龋洞；在牙邻面正确放置成型片使充填体符合设计的邻面外形；将软木楔放置于牙龈缘之间保持成型片位置；调拌玻璃离子并稍许超填；用手指平行牙面方向紧紧压住成型片，围绕唇面将其紧紧裹住使材料进入龋洞，用大拇指紧按约30秒直到材料固化。去除成型片，用雕刻刀去除多余材料，检查咬合，涂凡士林。患者漱口并嘱其1小时内避免进食。

2）后牙复面洞充填：乳后牙无须完全修复邻面外形。保持充填牙干燥，涂处理剂，放置成型片，将软木楔放置于牙龈缘支持成型片保持接触点；玻璃离子充填龋洞并涂凡士林；用雕刻刀去除多余材料以保证对殆牙不破坏修复体，与对殆牙不接触为好。修整邻面牙龈缘，需要时涂凡士林，保持充填体干燥30秒。患者漱口并嘱其1小时内避免进食。

随着口腔材料和技术的更新发展，龋病的临床预防技术也在不断改进，渗透树脂修复、抗菌肽、防龋疫苗、酪蛋白磷酸钙-无定形磷酸钙、中药防龋等技术的应用，为龋病的防治带来良好的发展前景。

链接 茶叶防龋

茶叶有防龋作用，茶叶中的茶多酚可通过影响致龋菌在牙面的黏附、抑制致龋菌的生长代谢、促进牙体硬组织再矿化等机制而防龋。

自 测 题

单选题

1. 预防龋病的关键环节是（　　）
   A. 控制菌斑
   B. 控制糖的摄入
   C. 氟化物的应用
   D. 增强机体免疫力
   E. 增强牙的抗龋能力

2. 最主要控制菌斑的自我保健方法是（　　）
   A. 使用牙间清洁器　　B. 使用漱口水
   C. 定期洁治　　D. 有效刷牙
   E. 咀嚼口香糖

3. 预防龋齿在糖摄入方面最重要的建议是（　　）
   A. 减低摄糖频率
   B. 减低摄糖量
   C. 降低摄糖量和摄糖频率
   D. 多摄入含木糖醇的食品
   E. 多食含强化甜味剂的食品

4. 抑制龋齿发生效果最好的糖或糖的代用品是（　　）
   A. 巧克力　　B. 麦芽糖
   C. 木糖醇　　D. 葡萄糖
   E. 冰糖

5. 进行窝沟封闭时为达到理想的粘接效果，乳牙酸蚀时间是（　　）
   A. 10秒　　B. 30秒
   C. 60秒　　D. 2分钟
   E. 5分钟

6. 对乳磨牙实施窝沟封闭的最适宜年龄为（　　）
   A. 2～3岁　　B. 3～4岁
   C. 5～6岁　　D. 7～8岁
   E. 9～10岁

7. 窝沟封闭时，酸蚀牙面步骤中不要将酸蚀剂（　　）
   A. 接触牙面　　B. 溢出到软组织
   C. 放在乳牙上　　D. 放在恒牙上
   E. 蘸在细毛刷上

8. 非创伤性修复治疗洞形准备描述，以下哪项是错误的（　　）
   A. 使用棉卷隔湿后进行
   B. 牙用手斧扩大入口，以便挖匙进入
   C. 将软龋去除干净
   D. 接近髓腔的牙本质应尽量去除
   E. 用棉球保持龋洞干燥清洁

9. 窝沟封闭成功的关键是（　　）

A. 清洁牙面要彻底　　B. 酸蚀时间要足

C. 酸蚀剂量要适当　　D. 酸蚀剂要冲洗干净

E. 封闭前保持牙面干燥，不被唾液污染

10. 窝沟封闭的适应证是（　　　）

A. 沟裂点隙浅，自洁作用好

B. 有较多邻面龋者

C. 牙萌出4年以上未患龋

D. 其他牙尤其是对侧同名牙患龋或有患龋倾向者

E. 已做充填的牙

（陈志红）

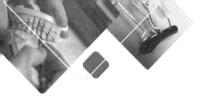

案例 4-1

患者，女，18 岁。诉下前牙松动 1 年。既往全身情况良好。专科检查：菌斑百分率为 87%，牙龈红肿。41 松动Ⅲ°，近中探诊深度 10mm。前牙深覆𬌗，上下中切牙间均有约 2mm 间隙（图 4-1）。X 线片示 41 近中牙槽骨吸收约 2/3 根长，46 近中牙槽骨吸收约 1/3 根长，余牙牙槽骨轻度吸收（图 4-2）。临床诊断：慢性牙周炎。

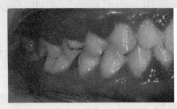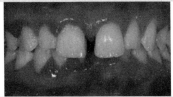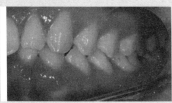

图 4-1　患者口内照片

治疗计划：①口腔卫生指导，龈上洁治、龈下刮治、根面平整，局部冲洗上药。②手术治疗：基础治疗后，41、46 拟行引导性牙周组织再生术。③正畸治疗：正畸治疗调整咬合，关闭前牙间隙。④维护期治疗：定期复查防止复发。

问题：1. 引起牙周破坏的根本病因是什么？

　　　2. 引起牙周破坏的主要的局部促进因素是什么？

　　　3. 治疗计划中属于牙周病一级预防和二级预防的措施分别有哪些？

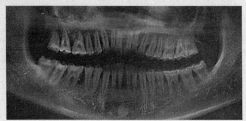

图 4-2　患者口腔全景 X 线片

牙周病是以牙菌斑生物膜为始动因子，在多因素联合作用下发生的牙齿支持组织的炎症损伤性疾病，包括牙龈病和牙周炎。随着进入老龄社会，我国已成为牙周病的高发国家。牙周炎是成人牙齿丧失的首要原因，在全球最多发的慢性非传染性疾病中，重度牙周炎位列第六位。严重的牙周炎最终使患牙松动、移位甚至脱落，给个人造成口腔功能丧失、营养缺失、心理障碍，影响全身健康和生活质量。预防牙周病的发生、对已发生的牙周病进行早期治疗是每个口腔医生应该承担的责任。在牙周病的防治中，控制菌斑和恢复牙周生态环境是重要内容。

第 1 节　牙周病的病因

牙菌斑中的细菌及其产物，在牙周病的发生中必不可少。同时，牙周病也是宿主的防御机制和细菌相互作用的结果。正常情况下口腔内的菌群之间、菌群与宿主之间保持着动态平衡；当环境因素导致机会致病菌的数量增加，抑制了宿主的防御反应，或两种情况兼而有之，使细菌与宿主防御反应之间的平衡被打破，就会引起牙周组织的破坏。

一、牙菌斑生物膜

生物膜是存在于人体和动物的膜表面或界面的适于微生物生存的微生态。牙菌斑生物膜是由基质包裹的互相黏附或黏附于牙面、牙间或修复体表面的软而未矿化的细菌性群体，构成了相互有序生长的建筑式样生态群体，是口腔细菌生存、代谢和致病的基础，不能被水冲去或漱掉。

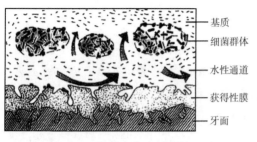

图4-3 牙菌斑生物膜结构示意图

在牙菌斑生物膜这个三维立体结构的生态系中，不同生物量的细菌群体被获得性薄膜和（或）胞外基质包裹，内部为丰富的大小不等的水性通道所间隔，通道内有液体流动（图4-3）。不同的细菌能够和谐地在同一菌斑生物膜中生活，发挥各自的致病作用，抵抗表面活性剂、抗生素或宿主防御功能的杀灭作用，也可抵抗流水冲刷而难以被清除。

牙菌斑分为龈上菌斑和龈下菌斑，龈下菌斑又分为附着性龈下菌斑和非附着性龈下菌斑，各类牙菌斑有着不同的结构和特性，见表4-1。

表4-1 牙菌斑的分类和特性

特性	龈上菌斑	附着性龈下菌斑	非附着性龈下菌斑
接触组织	釉质或龈缘处牙骨质	袋内壁、根面牙骨质或龈下牙石表面	龈沟上皮、结合上皮、袋内上皮
优势菌	革兰氏阳性需氧菌和兼性厌氧菌	细菌种类增多，革兰氏阳性球菌、杆菌及丝状菌	革兰氏阴性厌氧菌、能动菌如螺旋体及有鞭毛的细菌
结构	中心是革兰氏阳性丝状菌，表面附着球菌等	与龈上菌斑相似	结构松散
致病性	龋病、龈炎、龈上牙石的形成	根面龋、根面吸收、牙周炎、龈下牙石的形成	牙周炎、牙槽骨快速破坏，是牙周炎的"进展前沿"

二、牙周致病菌和致病机制

人类口腔中寄居着约700种微生物，包括需氧菌、兼性厌氧菌和专性厌氧菌，还有螺旋体、真菌、支原体、病毒以及原虫等其他微生物。正常情况下，口腔中的细菌以各种方式，保持着菌群之间、菌群与宿主之间的动态平衡，对宿主无害，甚至有益，称为口腔正常菌群。牙菌斑中仅有少数细菌与牙周病的发生、发展密切相关，它们具有显著的毒力或致病性，能够通过多种机制干扰宿主防御能力，具有诱发牙周破坏的潜能，称为牙周致病菌。当正常菌群间失去相互制约，或者牙周微生物与宿主之间失去平衡时，转变成生态失调，便可发生牙周病。

（一）主要的牙周致病菌

目前认为，有11种微生物与牙周病相关，其中有3种最为密切，它们是伴放线聚集杆菌、牙龈卟啉单胞菌和福赛坦纳菌（表4-2）。此外，直肠弯曲菌、缠结优杆菌、具核梭杆菌、中间普氏菌、变黑普氏菌、微小微单胞菌、中间链球菌和齿垢密螺旋体是8种相关牙周致病菌。

表4-2 3种与牙周病密切相关致病菌

	伴放线聚集杆菌	牙龈卟啉单胞菌	福赛坦纳菌
特征	革兰氏阴性短杆菌，微需氧，表面有突起、不定形结构和菌毛	革兰氏阴性球杆菌，专性厌氧，在血平板上可形成特征性的黑色菌落	革兰氏阴性梭形球杆菌，专性厌氧
致病性	易在牙周袋内附着、定居、生长、繁殖；降低宿主抵抗力；骨吸收作用；组织破坏作用	在宿主组织细胞表面黏附和凝集；逃避或抑制宿主对细菌的免疫反应；组织破坏作用	产生大量的毒性产物和酶，导致组织损伤
牙周炎类型	侵袭性牙周炎	存在于慢性牙周炎的病变区或活动部位，也是我国侵袭性牙周炎重要的致病菌，与牙周炎的复发或病情继续加重相关	重度牙周炎

（二）致病机制

1. 对牙周组织的直接损害

（1）牙周定植、存活和繁殖 口腔内上皮屏障的连续性被牙齿所打断，牙齿坚硬、表面不易剥脱，可以允许细菌黏附、定植。口腔提供了适宜细菌生长的最佳环境，细菌得以存活及生长。

（2）入侵宿主组织 细菌的成分及其毒性产物诱发宿主的免疫炎症反应，导致牙周表面组织损伤，细菌及其产物即可直接通过上皮细胞或细胞间隙入侵到表层下组织。

（3）抑制或逃避宿主免疫功能 有毒力的细菌可在白细胞趋化、黏附、吞噬及细胞内杀死消化的任一阶段抑制吞噬细胞的活性，从而逃避宿主的防御反应。

（4）损伤宿主牙周组织 细菌通过其抗原成分、酶类、毒素及代谢产物，可直接破坏牙周组织。

（5）竞争性摄取铁元素 部分牙周致病菌为需铁菌，可以通过不同机制摄取铁，导致宿主结构蛋白和防御蛋白降解。

2. 宿主免疫炎症反应引发的间接损害 菌斑是牙周病的始动因子，但是面对细菌的挑战，宿主的免疫状态决定了宿主对细菌及其毒性产物所产生的免疫炎症反应。宿主的免疫炎症反应在阻止微生物入侵或扩散的同时，也会损害局部牙周组织，从而影响牙周病的发生和发展。这就是牙周病进程中宿主免疫炎症反应引发的间接损害，也是牙周病重要的发病机制。

第2节 牙周病的危险因素

牙周病的危险因素是指影响牙周健康、促进牙周病发生发展的因素。这些因素可能会导致菌斑堆积，可能直接导致牙周组织的损伤，也可能抑制患者的免疫反应，或对已存在的牙周病起加速和加重作用。牙周病的危险因素可分为局部危险因素、全身危险因素等。

一、局部危险因素

1. 牙石 是沉积在牙面或修复体上已钙化或正在钙化的菌斑及沉积物，由唾液或龈沟液中的矿化盐逐渐沉积而成。牙石为菌斑的进一步积聚和随后的矿化提供一个粗糙的表面，使菌斑得以与牙周组织表面紧密接触，引起炎症反应。牙石的多孔结构容易吸收大量的细菌毒素，并且使牙菌斑难以被彻底去除，妨碍患者进行有效的菌斑控制。因此，牙石是牙龈出血、牙周袋加深、牙槽骨吸收和牙周病发展的一个重要致病因素。

2. **解剖因素** 牙根分叉入口的大小和分叉顶部的解剖变异，牙颈部表面釉突和釉珠的形成，根面凹陷的存在和深浅，上颌前牙尤其是上颌侧切牙发育异常形成的腭侧沟，均能促使菌斑堆积，加速附着丧失。牙根过短、过细、融合以及锥形牙根等，降低了牙齿对力量的承受能力，加速疾病进展。牙槽嵴畸形造成根面骨质菲薄或者缺如，出现骨开裂或者骨开窗，容易发生牙周破坏并使牙周手术复杂化。此外，牙龈和牙槽黏膜的宽度、形态异常或者二者关系异常，可加重菌斑滞留，降低黏膜的屏障作用，牙周组织容易受损，从而促使牙周病发生或加重。

3. **食物嵌塞** 是指在咀嚼过程中，食物被咬合压力楔入相邻两牙牙间隙中。它是导致局部牙周组织破坏最常见的原因之一。嵌塞物的机械刺激作用和细菌的定植，可以引起牙周组织的炎症，还导致牙龈退缩、龈乳头炎、邻面龋及口臭等。

4. **𬌗创伤** 不正常的𬌗接触关系或者过大的𬌗力，造成咀嚼系统各部位的病理性损害或适应性变化，称为𬌗创伤。𬌗创伤通常是特指对牙周组织的损伤。目前的观点认为，单纯、短期的𬌗创伤不会引起牙周组织破坏，而长期的𬌗创伤伴随严重的牙周炎或明显的局部刺激因素时会加重牙周破坏，因为牙周炎症扩展的途径和破坏的程度均受到咬合力的影响。

5. **牙位异常和错𬌗畸形** 牙齿错位、扭转、过长或者萌出不足，易造成菌斑堆积、食物嵌塞，导致牙周病发生发展。因牙齿缺失引起邻牙倾斜，在倾斜侧常出现垂直型骨吸收和深牙周袋。错𬌗畸形则可能造成菌斑滞留或者直接损伤牙周组织。

6. **不良习惯** 各种不良习惯可对唇颊、牙周膜、骨、牙体以及𬌗关系等造成一定影响，是牙周病发生发展中的一个重要促进因素。这些不良习惯包括口呼吸、吐舌、不当刷牙、不当剔牙、咬唇（颊）、夜磨牙或咬紧牙，或者一些职业习惯等。

7. **其他促进因素** 不恰当的口腔治疗也会引起或加重牙周炎症及破坏。牙体充填形成悬突，其下方是菌斑积聚和细菌繁殖的场所；修复体的龈缘位置不当、边缘不密合、外形不佳或者修复材料光洁度不佳、可摘式局部义齿设计和制作不良、正畸治疗矫治器佩戴不当、加力不当，甚至错误使用橡皮圈等，直接侵犯了生物学宽度，或者有利于菌斑滞留，从而促进牙周炎症的发生和进展。

二、全身危险因素

1. **遗传因素** 有些遗传性疾病可以增加宿主的牙周炎易感性，加速疾病的发生发展。包括白细胞黏附缺陷病、唐氏综合征、掌跖角化-牙周破坏综合征等。这些疾病会导致中性多形核白细胞的数目或者功能出现异常，而使患者对牙周病的易感性增加。

2. **系统性疾病** 系统性疾病史如糖尿病、骨质疏松和艾滋病等，都会影响牙周病的发生、发展和进程。糖尿病引起的高血糖与一系列的急慢性并发症密切相关，最终可以影响机体的多个器官，包括牙周组织。糖尿病的炎症和氧化应激会加速牙周组织的破坏。骨质疏松是以骨密度降低为特征，并引起骨脆性增加和骨折概率增大的一种疾病。骨质疏松可引起牙槽骨骨密度降低，并通过加速牙槽骨吸收而促进牙周病的发展。艾滋病患者外周血辅助T细胞功能下降，因此艾滋病患者的慢性牙周炎进程要比未感染者快。

吸烟是一种社会行为，被认为是牙周炎的重要危险因素。吸烟影响局部血液循环，影响体液免疫、细胞免疫和炎症过程，尤其是削弱口腔多形核白细胞的趋化和吞噬功能。吸烟不仅提高了牙周炎的发病率，还会加重牙周病变的严重程度。此外，口腔卫生行为、患者的经济状况、受教育程度、社会心理压力等都会影响患者口腔卫生的实施、对自我牙周情况的认知以及依从性，从而影响牙周病的发生、发展及治疗效果。

第3节 牙周病的预防与控制

2015年第四次全国口腔健康流行病学调查显示，与2005年比较，中老年人无牙颌率出现明显下降的趋势，存留牙数都有明显上升，其中65～74岁年龄组存留牙数增加了1.53颗。中老年人各年龄组的牙周炎患病率、重度牙周炎患病率仍较高，牙周健康率甚至下降，说明中老年牙周健康状况不容乐观（表4-3）。

表4-3 2015年与2005年全国中老年人群部分口腔检查结果

项目	35～44岁		55～64岁		65～74岁	
	2005年	2015年	2005年	2015年	2005年	2015年
无牙颌率	0.06%	0.01%以下	—	1.1%	6.82%	4.50%
存留牙数（颗）	29.40	29.60		26.27	20.97	22.50
牙周炎患病率	—	52.8%		69.3%	—	64.6%
重度牙周炎患病率	—	10.6%		37.3%	—	43.5%
牙周健康率	14.5%	9.1%	—	5.0%	14.1%	9.3%

一、牙周病预防的目的

牙菌斑是牙周病的直接病因，牙菌斑以及局部刺激因素引发龈炎，牙周炎在龈炎长期存在的基础上发展起来，而牙周病的发生和发展也同时受到了微生物种类和宿主反应的影响。因此，牙周病预防的主要目的就是消除致病的始动因子及促进疾病发展的危险因素。

二、牙周病预防的途径

预防牙周病应该从以下几个方面着手：以健康教育为基础，增强人群牙周病预防的意识，提高自我口腔保健和维护牙周健康的能力；养成良好的口腔卫生习惯，去除致病微生物，使牙周支持组织免遭破坏；提高宿主的防御能力，保持健康的生理和心理状态；维持牙周治疗的疗效。

三、牙周病的三级预防

菌斑控制是预防和控制牙周病最有效和最主要的措施，可通过良好的口腔卫生保健和定期的专业牙周支持治疗来达到；其他有效措施包括控制相关的危险因素和提高宿主的抵抗力。牙周病的预防分为三级预防。

1. 一级预防（初级预防） 针对病因，在牙周组织尚未出现病损之前去除致病因素。口腔健康教育和指导；建立良好的口腔卫生习惯，掌握正确的菌斑控制方法；提高宿主的抗病能力；定期进行口腔保健，维护口腔健康。

2. 二级预防（三早预防） 早期发现、早期诊断、早期治疗，控制牙周炎的发展。对牙龈炎进行洁治、防止其发展为牙周炎；采用X线检查法定期追踪牙槽骨情况；去除促进牙周病发展的刺激因素；根据具体情况采取适当的治疗，改善牙周组织的健康状况。

3. 三级预防 治疗严重和晚期牙周炎。牙列缺损和缺失的修复，重建其功能和美观；治疗相关的全身疾病，增加牙周组织的抵抗力。

四、控 制 菌 斑

菌斑的形成和堆积是牙周疾病的直接原因，菌斑可能位于龈上或龈下，可能附着或游离于牙齿或组织表面。有效的控制菌斑是牙周病预防和控制的基础，但是菌斑即使清除后还会不断地在牙面形成，因此必须坚持彻底地、持久地清除菌斑，才能预防牙周病的发生和复发。如果患者不能坚持和配合，牙周治疗不可能成功，取得的疗效也不能长期维持。在临床工作中必须要让患者认识到牙菌斑的危害和控制菌斑的重要性，教会患者控制菌斑的方法。

（一）显示菌斑

牙菌斑是一种难以从牙齿表面去除的细菌性生物膜。菌斑无色、柔软，黏附于牙齿或修复体表面，仅凭肉眼难以辨认。因此在接诊患者时可借助菌斑染色剂对菌斑进行染色，便于观察，使患者认识到菌斑的存在，了解口腔卫生的重要性。在刷牙之前使用菌斑染色剂，可以确认患者从上次刷牙以来菌斑形成的量，这样患者就能够对自己目前的口腔清洁效果有直观的认识。

常见的菌斑染色剂有碱性品红、樱桃红等制成的溶液或片剂。液体菌斑染色剂的使用方法是将蘸有染色剂的小棉球涂布牙面，滞留1分钟后清水漱口，无菌斑处染色剂可被冲掉，有菌斑处染色剂不易被冲掉而着色（图4-4）。片剂染色剂的使用则是让患者将药片放入口中左右侧共咀嚼1分钟，再用舌舔至颊舌面，然后清水漱口，菌斑即可被染色而显示。红色的染色剂在口腔内染色时可能会导致嘴唇和牙龈着色，影响美观，临床上可以用凡士林预防此情况的发生。

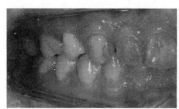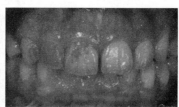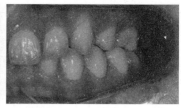

图4-4 菌斑染色

（二）菌斑控制的临床评估

为反映患者的菌斑控制情况，国际上广泛采用菌斑记录卡，也称为奥莱瑞（O'Leary）菌斑记录卡（图4-5），来评价患者的菌斑控制效果。

记录方法为：每个牙分为4个牙面（唇或颊面、舌或腭面、近中面、远中面），凡显示有菌斑的牙面，可在卡的相应部位的格内画"—"；未萌出或缺失的牙，可用"×"表示（图4-6）。然后计算有菌斑牙面的百分率，计算方法为：

$$菌斑百分率 = （有菌斑的牙面数/受检牙面总数）\times 100\%$$

$$受检牙面总数 = 受检牙总数 \times 4$$

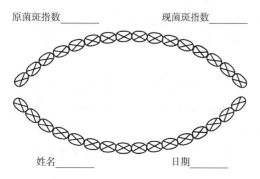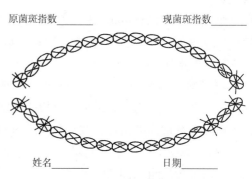

图4-5 菌斑记录卡   **图4-6 菌斑控制效果图**

若菌斑百分率＜20%，可认为菌斑基本被控制；若菌斑百分率≤10%，则说明菌斑控制良好。

（三）菌斑控制的方法

菌斑互相黏附或黏附于牙面、牙间或修复体表面，不能被水冲去或漱掉。目前菌斑控制的方法主要分为机械性措施和化学方法，以机械性清除菌斑的效果最为确切。

1. 机械性措施　控制菌斑的机械性措施包括刷牙，使用牙线、牙签、牙间隙刷以及洁治等，是去除菌斑、保持口腔卫生最主要的方法。

（1）刷牙　是机械去除菌斑和软垢最常用和最重要的手段，是目前应用最广泛的清洁措施。一般主张每天早晚各刷一次，也可午饭后增加一次。牙刷的设计、刷牙方法、频率、刷牙持续时间、患者牙列是否整齐以及患者对刷牙的重视程度都会影响刷牙的效果。没有一种刷牙方法能够适合所有的人群，选择时需考虑患者牙列的形态、牙周组织破坏的程度以及患者操作的灵敏程度。最理想的刷牙方法是在不破坏组织的情况下，用最少的时间彻底清除菌斑。对于牙周病患者，以水平颤动拂刷法（改良Bass法）比较合适，能够更好地清洁龈缘下区域的菌斑。但是刷牙只能刷到牙齿的唇舌面和咬合面，不能刷到牙齿的邻面。因此刷牙只能清除约50%的菌斑，邻面菌斑的去除需要借助牙线、牙签、牙间隙刷等。

（2）牙线　牙线的材质包括棉、麻、丝、尼龙或涤纶，不宜太粗或太细。牙线对清除邻面的菌斑很有效，尤其对牙间乳头无明显退缩的牙间隙最为适用。

（3）牙签　可用来清洁龈乳头退缩或牙间隙增大的牙齿的邻面菌斑。应选用硬质木制或塑料光滑无毛刺的牙签，将邻间隙两侧的牙面上的菌斑清洁干净。但对于龈乳头无退缩的牙列，不宜使用牙签。如果强行使用，牙签会压迫牙龈的边缘，长此以往会导致龈乳头丧失和黑三角形成。

（4）牙间隙刷　刷头为金属丝，其四周附带有柔软的刷毛，适用于牙龈退缩的邻间区、暴露的根分叉区以及排列不整齐的牙齿的邻面。但是使用牙间隙刷也存在一些缺点，对于不同大小的邻间隙需要不同尺寸的牙间隙刷，而且使用不正确可能会引起牙本质敏感。为了降低牙体磨损的风险，在使用牙间隙刷时一般不建议使用牙膏。当牙间隙刷的刷毛松弛或变形时应该及时更换。

（5）电动冲牙器　由水力工程师约翰·马丁利和牙科医生杰拉德·莫耶发明。通过产生的水流动力清除牙间隙和菌斑聚集区域里的食物残渣，冲走黏附较松的菌斑。但冲洗是一项依赖于操作者口腔感觉的技术，需要较长时间形成习惯，以更加熟练及舒适地使用。

（6）龈上洁治术　用洁治器械去除龈上牙石、菌斑和色素，并磨光牙面，以延迟菌斑和牙石再沉积。对于已接受过牙周治疗的患者，在维护期除了进行持之以恒的自我菌斑控制外，定期（一般为6个月～1年）进行洁治，除去新形成的菌斑、牙石，是维持牙周健康、预防龈炎和牙周炎发生或复发的重要措施。

2. 化学方法　通过以下机制控制菌斑：预防牙齿表面的细菌黏附；杀菌或抑菌作用，避免细菌的增殖和共聚；破坏牙齿表面的生物膜；改变生物膜的致病性或增强宿主免疫系统。化学方法只能在一定程度上控制菌斑，因此在机械清除菌斑和牙石的基础上，必要时再辅助采用。常用的控制菌斑的化学制剂有氯己定、酚类化合物、季铵化合物等，通过制成含漱剂、口香糖、牙膏等发挥控制菌斑的作用。

（1）氯己定　又称洗必泰，是一种广谱抗菌剂，可与细菌胞壁表面的阴离子结合，提高细胞壁的通透性，使氯己定进入细胞质，杀死细菌。氯己定含漱剂的浓度通常为0.12%～0.20%，每天使用2次，每次10ml，含漱1分钟，可以抑制菌斑形成。氯己定的副作用是导致牙齿、黏膜、舌背或修复体染色，特别是树脂修复体的周围和牙冠龈1/3处，易染成棕黄色，染色沉积在牙表面，可通过打磨、刷牙或其他机械方法去除；味苦，可能会引起味觉改变；对口腔黏膜有轻度刺激作用，不建议长期使用。

（2）酚类化合物　又称香油精，可破坏细菌细胞壁，抑制细菌酶和革兰氏阳性菌的内毒素，基于抗氧化活性发挥抗炎作用。酚类化合物主要用作含漱剂，其副作用是有烧灼感和使牙齿染色。

（3）季铵化合物　为一价阳离子表面活性剂，能迅速吸附到口腔表面，杀灭革兰氏阳性和革兰氏阴性细菌，特别是对革兰氏阳性细菌有较强的杀灭作用。但是由于其易被快速吸收，故活性易丧失，不易保留。一般以0.05%的浓度作为含漱剂，可抑制菌斑的形成和龈炎的发生。季铵化合物的副作用较氯己定少，也包括牙齿和舌背染色、短暂的龈炎和某些个体的口腔溃疡。

（4）氟化亚锡与氟化胺　氟化亚锡是活性较高的抗菌剂，锡离子进入细菌细胞并滞留，从而影响细胞的生长和代谢，因此能抑制菌斑形成。氟化胺通过抗糖分解作用发挥抗菌活性。如果氟化亚锡与氟化胺两者结合，杀菌活性会增加。最常见的副作用是牙齿染色。

五、控制局部危险因素

1. 改善食物嵌塞　食物嵌塞是牙周病的局部危险因素之一，嵌塞的机械作用和细菌的作用，引起牙龈出血、牙龈退缩、牙槽骨吸收等。对于垂直型食物嵌塞可通过选磨法调整咬合、重新制作引起嵌塞的修复体、矫治牙列不齐等进行改善。对于水平型食物嵌塞，可以制作食物嵌塞矫治器、教会患者使用牙线、牙间隙刷、电动冲牙器等去除嵌塞的食物。

2. 调𬌗　创伤𬌗可能会导致牙周破坏加重，影响牙周组织的修复，因此在治疗过程中应该尽可能消除𬌗创伤。调𬌗应在牙周组织的炎症控制后进行，因为牙周有炎症时牙齿可能伸长或移位，待炎症消退后，牙齿的位置会有所恢复，松动度会有所改善，此时调𬌗比较准确。值得注意的是，调𬌗目的在于增加咬合的稳定性和舒适感，而非直接治疗牙周病本身。

3. 破除不良习惯　夜磨牙、紧咬牙容易造成牙齿的严重磨耗，加重牙周组织负担。可通过口腔健康教育，让人们意识到不良的口腔习惯对牙周组织的损伤，从而自觉破除不良习惯，维护牙周健康。同时应该去除引起磨牙的致病因素，或制作𬌗垫矫治顽固性磨牙症。

4. 预防和矫治错𬌗畸形　错𬌗畸形会导致菌斑堆积或使咬合力不平衡而损伤牙周组织，因此应预防错𬌗畸形的发生。母亲妊娠期要保证营养，防止过量放射线照射及注意药物的使用，以防止胚胎的不良发育。婴幼儿萌牙后以及儿童在替牙期时，定期进行口腔检查，早期发现问题早期防治，如额外牙的拔除、乳牙早失的缺隙保持。对已存在的错𬌗畸形进行干预及治疗，在矫治过程中注意菌斑的控制、矫治器的正确放置，正畸加力要避免损伤牙周组织。

5. 去除其他促进因素　充填体悬突、修复体龈下边缘、正畸治疗中矫治器的佩戴等都容易导致菌斑堆积，从而促进牙周病的发生发展。此外，正畸过程中不恰当地使用橡皮圈来关闭前牙间隙，使橡皮圈进入龈沟，也会在短期内导致深牙周袋的发生。因此在临床工作中应避免这些情况的发生，对已存在的充填体悬突等，应该及时去除。

六、提高宿主抵抗力

牙周病的发生、发展与全身状况密切相关，患者是否存在系统性疾病、营养不良以及免疫功能异常等都会影响牙周病的发展及预后。因此积极治疗和控制相关的系统性疾病、提高宿主抵抗力，与牙周病的预防及治疗息息相关。牙周病的防治，一方面可通过去除牙周细菌或抗菌疗法，减弱细菌的侵袭力，另一方面可阻断宿主反应过程中产生一些生物活性物质（如细胞因子、前列腺素、金属蛋白酶等）对牙周组织的破坏，调整宿主防御能力或增强体质等措施，重建有利于牙周健康的牙周生态系，这是牙周病防治中涉及的生态调整疗法。

吸烟是牙周病的危险因素，吸烟不仅会增加局部刺激因素，使菌斑、牙石容易堆积，而且会降低个体的局部及全身免疫功能。破除吸烟的不良习惯，可以提高治疗效果，有利于维护牙周的健康，也能改善预后。

　　此外，需要注意的是，牙周病的治疗效果不是一劳永逸的。阶段性的牙周治疗效果，一般称为控制而非治愈。因此在积极治疗阶段结束后，应立即进入维护阶段。通过定期的复诊检查和必要的补充治疗，巩固牙周治疗效果，预防牙周病的复发，这也是预防牙周病的重要内容之一。

自 测 题

单选题

1. 菌斑百分率被控制在多少以下时可认为菌斑被基本控制
（　　）
A. 10%　　　　　　　B. 20%
C. 30%　　　　　　　D. 40%
E. 50%

2. 牙周病最主要的病因是（　　）
A. 龈上牙石　　　　　B. 口腔卫生差
C. 内分泌紊乱　　　　D. 免疫功能紊乱
E. 龈下菌斑及细菌代谢产物

3. 以下选项中属于牙周病的初级预防的是（　　）
A. 专业性洁治
B. 牙周刮治
C. 根面平整
D. X线定期追踪观察牙槽骨情况
E. 定期保健，维护口腔健康

4. 下列牙周病二级预防的叙述中，除外的是（　　）
A. 专业性洁治
B. 刮治
C. 口腔健康教育和指导
D. 早发现、早治疗，减轻牙周病的严重程度
E. X线定期追踪观察牙槽骨情况

5. 以下选项中属于牙周病的三级预防的是（　　）

A. 牙列缺失可摘局部义齿修复，重建功能
B. 去除菌斑和其他刺激因子
C. 正确刷牙、定期口腔保健，维护口腔健康
D. X线定期追踪观察牙槽骨情况，采取适当的治疗
E. 早发现、早治疗，减轻牙周病的严重程度

6. 不属于氯己定的副作用表现的是（　　）
A. 树脂类修复体易染成棕黄色
B. 可使牙面、舌背上发生染色
C. 染色沉积在牙的表面
D. 对口腔黏膜有轻度的刺激作用
E. 染色不能通过打磨、刷牙方法去除

7. 控制菌斑的化学制剂不包括（　　）
A. 氯己定　　　　　　B. 酶制剂
C. 季铵类化合物　　　D. 香油精
E. 氟化亚锡

8. 目前机械控制菌斑最常用的方法是（　　）
A. 刷牙　　　　　　　B. 牙线
C. 氯己定含漱　　　　D. 龈上洁治术
E. 涂氟

9. 刷牙的作用主要是（　　）
A. 维护口腔健康　　　B. 控制牙菌斑
C. 清除口腔异味　　　D. 去除食物残渣
E. 预防龈炎

（李启艳）

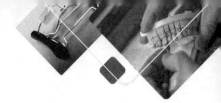

第5章
其他口腔疾病的预防

第1节　口腔癌的预防

口腔癌是我国常见的恶性肿瘤之一。在国际疾病分类法中口腔癌与咽癌归为一类，称为口咽癌。狭义的口腔癌指发生于舌、口底、腭、牙龈、颊和牙槽黏膜的恶性肿瘤。

一、危险因素

（一）不良生活方式

1. 吸烟　烟草燃烧后产生以焦油为主的多种致癌物质。大量的流行病学研究已经证实吸烟与口腔癌有密切关系，口腔癌患者中吸烟的比例是非口腔癌人群的2倍多。口腔癌的危险度与吸烟量、吸烟史的长短呈正相关。吸烟还可增加口腔癌复发的危险性。

2. 嚼槟榔　在有嚼槟榔习惯的地区，口腔癌的发病率高。口腔癌的发生与嚼槟榔史的时间、槟榔在口腔的滞留时间呈正相关，最常发生的部位是颊部。

🔗 **链接**　槟榔与口腔癌

槟榔是棕榈科槟榔的种子，槟榔中的槟榔碱、鞣质和特异性亚硝胺等物质具有致癌性，与烟草、煅石灰等混合加工后会增加其致癌风险。国际癌症研究中心把槟榔与烟酒同列为一级致癌物。因此，为了更好地防治口腔癌，必须强调戒槟榔。

3. 饮酒　酒精导致患口腔癌危险性增加的具体机制目前还没有定论，可能与酒类饮品中的乙醇和乙醛有关。研究表明大量饮酒是发生口腔癌的重要因素，饮酒量越大发生口腔癌的危险性越高。

以上三种危险因素在口腔癌的发生过程中具有协同作用。

（二）环境因素

1. 核辐射　对人有致癌作用。临床上常见癌症患者放射治疗后易出现黏膜表皮样癌和唾液腺癌。

2. 空气污染　高度工业化所造成的煤烟污染、纺织工业中的纤维刺激等造成的空气污染也是口腔癌的致病因素。

（三）生物因素

1. 口腔感染　病毒、细菌的感染与癌症有着密切的关系。人乳头瘤病毒与发生在口腔后部，如口咽、舌根、扁桃体及周边组织的癌症密切相关。口腔菌群特别是与牙周炎相关的口腔微生物菌群与口腔鳞状细胞癌的发生有关。

2. 局部刺激　口腔卫生不良、牙列状况差等长期刺激是口腔癌危险因素之一。许多口腔癌患者的发病部位有尖锐牙尖、不良修复体等慢性创伤刺激。

（四）其他

口腔癌的致病因素是复杂的、综合的，除了上述主要因素，还与营养不良、缺乏运动、遗传、年龄、种族、药物等有关系。

二、预 防

（一）口腔癌的分级预防

口腔癌的预防包括预防口腔癌的发生、口腔癌对邻近组织的侵袭、口腔癌的转移、因口腔癌丧失生命。口腔癌的一级预防指从引起癌症的病因入手，消除和减少可能致癌的因素，降低人群中口腔癌的发病率。二级预防主要是针对高危人群进行定期普查、筛查，及早发现癌前病变和早期癌，及时给予诊断和治疗，防止口腔癌的发展。三级预防主要是治疗后的康复，要对患者采取合适的措施，尽可能恢复咀嚼功能和美观，促进健康。

（二）口腔癌的预防措施

1. 加强口腔健康教育　普及口腔癌的相关预防知识，去除口腔癌的危险因素。戒除吸烟、过量饮酒、嚼槟榔等不良嗜好。注意对光辐射的防护，在直接日照下长时间工作，应采取适当遮阳以防辐射。避免过热饮食刺激口腔黏膜组织。避免口腔长期的不良刺激，及时调磨尖锐牙尖和义齿锐利边缘，防止对软组织反复刺激，并保持良好的口腔卫生。

2. 控制环境污染　改善空气质量、做好职业防护、公共场所禁止吸烟、保护水源，均有助于降低口腔癌的发病率和死亡率。

3. 定期口腔检查　癌症的发生是一个多阶段、多步骤的过程，其疗效的关键在于早发现、早诊断、早治疗，如果能早期发现癌症，对提高患者5年生存率和生存质量具有极其重要的意义。因此必须强化口腔癌高危人群的定期检查，做好潜在恶性病变的阻断和逆转。

4. 自我口腔检查　除了请医生定期进行口腔检查外，还要学会自我检查的方法，及时发现头颈部及口腔内的异常体征，以便早期发现，早期就医。在自我检查中发现以下体征，需加以警惕，及时就医：①口腔内有2周以上未愈合的溃疡；②口腔黏膜有白色、红色和发暗的斑；③口腔与颈部有不明原因的肿胀和淋巴结肿大；④口腔内有不明原因的反复出血；⑤面部、口腔、咽部和颈部有不明原因的麻木与疼痛。

第 2 节　牙外伤的预防

牙外伤是指牙齿受急剧创伤，特别是打击或撞击所引起的牙体硬组织、牙髓或牙周组织发生的急性损伤。这些损伤可单独发生在一种组织，也可同时涉及多种组织。

一、危 险 因 素

（一）安全意识缺乏

导致牙外伤的危险因素首先是安全意识缺乏。学校、运动场馆的工作人员以及家长、儿童自身对牙外伤的认识不足，经常是在发生了牙外伤后才意识到缺乏安全意识的严重后果。

（二）具体因素

1. 摔倒和碰撞　摔倒以及物体撞击到牙是发生牙外伤最常见的原因。学龄前及学龄儿童的无意识牙外伤最常发生于家中及校内。危险的周围环境和过度拥挤的环境，也易使人摔倒，发生碰撞从而产生牙外伤。

2. 交通意外伤害　交通意外发生时常造成牙及颌面部的复合伤。戴头盔骑车虽可降低面部及颅脑损伤的风险，但由于头盔不能很好地保护面下部，仍然有较高的牙外伤风险。

3. 运动损伤　体育运动是发生牙外伤的主要原因之一。它受运动的类型、运动场地、运动员的年龄和性别、运动的规模、体育竞赛水平、防护用具的使用等因素影响。

4. 唇闭合不全和深覆盖　唇部对前牙有一定的保护作用，唇闭合不全的儿童更易发生前牙的外伤。前牙覆盖超过3.5mm的儿童与覆盖正常的儿童相比，其发生牙外伤的风险明显增大。同时有唇闭合不全和深覆盖的儿童，牙外伤的发生率更高。

5. 其他　还包括暴力行为以及某些特殊的行为，把牙齿当成工具，如咬发卡、开启啤酒瓶盖等，可造成牙的损伤。

二、预　防

由于牙齿解剖因素的关系，牙外伤的发生率明显高于颌面部的其他组织和器官。受伤者多为青少年，牙外伤影响其咀嚼、言语、美观，如不及时、有效地治疗将会对生理和心理造成影响。因此，提高公众预防牙外伤的意识十分重要。

1. 增强安全意识　提高公众，特别是学校师生、家长对牙外伤的认知水平，了解牙外伤危害性、牙外伤急诊处理的基本常识。培养学生的防伤观念，提高自我保护意识。

2. 环境保护　学龄前儿童家中要尽量布置一个安全的玩耍区域，放置缓冲性强的物品，如垫子、枕头等。在易发生牙外伤的地点，如学校、道路、运动和游戏场所，尽可能进行草坪建设，或采用其他软化地面的方法。建立安全的娱乐场所和人性化的生活交通设施；体育设施和游乐设施应提高安全性能等。

3. 配戴护牙托　提倡公众在参加易发生摔倒、碰撞的体育运动项目时佩戴护牙托，以减少牙外伤的发生。护牙托是一种弹性片状减震装置，多用乙烯、醋酸乙烯酯共聚物制作而成。由牙医根据需保护的牙齿模型进行加工制作的个性化护牙托，其固位及防护效果最佳。

4. 矫正错𬌗畸形　对于患有上唇闭合不全和深覆盖等错𬌗畸形的儿童应及早进行相关矫治，防止牙外伤的发生。

5. 全脱位牙和其他外伤的应急处理　无论发生何种类型的外伤，均应及时就诊。牙齿发生全脱位后，尽早就医、即刻再植，可提高脱位牙存活的成功率。在就医前，可将脱位牙放入生理盐水、牛奶、口腔中保存。

第3节　牙酸蚀症的预防

案例 5-1

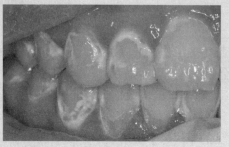

某口腔医学专业的学习小组在做校内同学的口腔健康状况检查时发现：李某，男，20岁，多个牙位唇（颊）面釉质脱矿（图5-1）。临床诊断为牙酸蚀症。在问卷调查时，发现该生每周饮用碳酸类饮料7次以上。

问题：1. 造成牙酸蚀症的可能因素有哪些？

2. 检查中发现多名学生有与李某相似的情况，如何进行口腔卫生宣教？

图5-1　某生口腔内部分牙齿情况

牙酸蚀症是指在无细菌参与的情况下，由于接触牙面的酸或其螯合物的化学侵蚀作用而引起的一种慢性的、病理性的牙体硬组织丧失。

一、危险因素

牙酸蚀症是一种多因素的疾病，来自体内、体外的酸作用于易感的牙齿是最基本原因，同时生活方式、口腔卫生习惯及唾液的缓冲能力等均会影响牙酸蚀症的发生和发展。

（一）化学因素

化学因素主要指接触牙的酸性物质，包括内源性酸和外源性酸。

1. 内源性酸　是指胃内容物进入口腔，胃酸长时间反复作用于牙齿硬组织使其患牙酸蚀症，常见原因包括胃食管反流、神经性呕吐、妊娠期呕吐等。

2. 外源性酸　①饮食因素：各类酸性水果、果汁、各种碳酸类饮料均与牙酸蚀症的发生发展有关，且与摄入温度、时间、摄入量、频率及方式等关系密切；②药物因素：一些pH值较低的药物也可以引起牙酸蚀症，例如维生素C、氨基酸、铁剂、阿司匹林等；③环境因素：长期暴露于酸性工作环境中的人易患牙酸蚀症，如电池厂或硫酸厂的工人、专业游泳运动员、品酒师等。近年来随着工作条件的改善，这类牙酸蚀症已很少见。

（二）生物因素

唾液的缓冲能力、获得性膜、牙齿的结构和矿化程度、牙齿与软组织的位置关系等生物因素都与牙酸蚀症的发生和发展有关。

（三）行为因素

1. 生活方式　不恰当的饮食方式，如用碳酸类饮料代替饮用水，可增加酸蚀症的发病率。
2. 口腔卫生习惯　牙酸蚀症的严重程度与夜间饮用酸性饮料后是否漱口、刷牙明显相关。

二、预　　防

1. 加强健康教育　普及牙酸蚀症的基本知识，树立自我保健意识。
2. 治疗相关疾病　积极治疗可能引起呕吐的疾病，如胃肠功能紊乱、内分泌紊乱等。
3. 减少口腔摄入物中的酸对牙的侵蚀　减少酸性食物和饮料的摄入量及摄入频率，改变摄入方式如使用吸管，并且摄入时间最好安排在就餐时；改变酸性饮料本身的性质，减弱其酸蚀性；对于患有系统性疾病长期使用药物可能引起牙酸蚀症的患者，可联系临床医师考虑调整用药；对于pH值较低的药物应尽量避免嚼服，如果不能避免应及时漱口。
4. 避免在酸性环境中与酸的接触　努力改善工作环境，消除空气中的酸雾，尽量避免暴露于酸性环境中，必要时需戴防酸口罩。
5. 增强牙对酸的抵抗力　使用含氟牙膏刷牙和含氟漱口水漱口，增强牙齿对酸的抵抗力；也可咀嚼无糖口香糖，促进唾液分泌，发挥唾液缓冲作用；餐后喝牛奶能在一定程度上中和食物中的酸。
6. 改变不良习惯　摄入酸性食物后不要立即刷牙，可用含氟漱口水漱口。刷牙时宜用含氟牙膏、软毛刷头、正确的刷牙方法及合适的力度；戒除酗酒等不良习惯。

第4节 口臭的预防

口臭又称口腔异味，是指从口腔中发出不良气味，是影响人们进行社会交往和造成心理障碍的原因之一。

一、口臭的分类

口臭可分为真性口臭、假性口臭以及口臭恐惧症，后两类患者的口臭实际上并不存在。真性口臭分为生理性口臭、病理性口臭。

（一）生理性口臭

生理性口臭是指机体无病理性变化，由不良生活和卫生习惯引起的短暂口臭。这种异味通常睡眠后易出现，但持续时间短，经口腔清洁后可很快消失。

（二）病理性口臭

病理性口臭是因疾病、病理状态所致的口臭，可分为口源性口臭和非口源性口臭。

1. 口源性口臭　是口臭的主要来源，绝大多数口臭是由口腔局部因素引起的。牙周病、龋病等口腔疾病及口腔卫生不良是常见病因；口腔恶性肿瘤会产生明显并持续加重的口臭；患口腔干燥综合征时，由于唾液分泌及流速下降，清除细菌、腐败物能力下降，从而加重了口臭。

2. 非口源性口臭　包括呼吸道来源（上颌窦炎等）的口臭、血液携带来源（肝硬化等）的口臭等。

二、口臭产生的机制及检测方法

口腔内的革兰氏阴性菌分解蛋白和氨基酸产生的挥发性硫化物是导致口臭的主要成分。通常认为碱性唾液、口腔局部环境的低氧浓度、唾液流速下降有利于口臭的产生。气相色谱检测可较为准确地测定挥发性硫化物（volatile sulfur compound，VSC）数值，是测定口臭的金标准。

三、口臭与牙周病的关系

牙周病的致病菌能够产生VSC，因此牙周病患者常伴有不同程度的口臭；导致口臭的VSC可直接或间接造成牙周组织的损害。常规的牙周治疗结合正确的口腔卫生措施能使口气的嗅觉评价值显著下降，也证实了牙周健康状况对口臭的重要影响。

四、口臭的防治

口臭的防治应针对引起口臭的原因，采取具体的方法预防和治疗。

1. 口臭的治疗需求与治疗原则　根据口臭的病因，建立了一个与导致口臭原因相一致的治疗需求（treatment need，TN）系统，在这个治疗需求系统中，不同治疗需求级别的治疗原则不同，见表5-1。

表5-1 不同类型口臭的治疗需求与治疗原则

类型	治疗需求（TN）	治疗原则
1.真性口臭		
生理性口臭	TN-1	TN-1：对口臭的原因进行解释并对患者进行口腔卫生指导（重点强调自我口腔保健以改善个体的口腔卫生状况）
病理性口臭		
口源性	TN-1和TN-2	TN-1：同上 TN-2：口腔预防措施，对口腔疾病特别是牙周病进行专业洁治和治疗
非口源性	TN-1和TN-3	TN-1：同上 TN-3：向内科医生和相关专科医生转诊
2.假性口臭	TN-1和TN-4	TN-1：同上 TN-4：对检查结果进行解释，进一步对患者进行相关专业知识的宣教，使其确信自己不存在口臭
3.口臭恐惧症	TN-1和TN-5	TN-1：同上 TN-5：向临床心理学家、心理医生或心理专家转诊

2. 口臭的防治方法　一般情况下非口源性口臭在原发病灶得到控制后即能缓解。在口臭的治疗需求中，TN-1是治疗口臭的基本方法，可用于各种类型口臭的治疗。TN-1的主要内容是漱口、刷牙、舌清洁、使用牙线和及时治疗口腔疾病等，对口臭患者进行定期口腔检查也是提高其口腔卫生状况，降低口臭严重程度的有效方法。

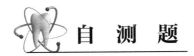 自 测 题

单选题

1. 口腔癌的警告标识不包括（　　）
   A. 2周以上未愈合的口腔溃疡
   B. 自发性牙痛
   C. 口腔黏膜白斑
   D. 口腔黏膜红斑
   E. 颈部有不明原因的淋巴结肿大

2. 下列不属于口腔癌一级预防的是（　　）
   A. 涂防晒霜　　　　　B. 戒烟
   C. 定期自我检查　　　D. 戒除嚼槟榔的习惯
   E. 拆除不良修复体

3. 口腔医生进行处理后并向患者和家属普及牙外伤的危险因素，以下说法正确的是（　　）
   A. 体育运动是导致牙外伤最常见原因

   B. 交通意外伤害可导致牙外伤
   C. 摔倒和碰撞较难导致牙外伤
   D. 行为因素不会导致牙外伤
   E. 暴力常导致面部骨折，但较难造成牙外伤

4. 牙酸蚀症的预防方法有（　　）
   A. 进食酸性食物　　　B. 嚼服酸性药物
   C. 多吃水果　　　　　D. 少喝碳酸饮料
   E. 使用无氟牙膏

5. 下列关于口臭的说法不正确的是（　　）
   A. 碱性pH环境对口臭的形成有作用
   B. 口臭的产生与革兰氏阴性优势菌群的出现有关
   C. 口臭与牙周病没有关系
   D. 低氧浓度有利于口臭的产生
   E. 导致口源性口臭的主要物质是VSC

（李　红）

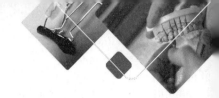

第6章
氟化物与口腔健康

第1节 概 述

一、氟在自然界的分布与人体氟来源

（一）氟在自然界的分布

氟是自然界广泛分布的元素之一。氟在地壳中的含量约为650mg/kg（0.065%）。氟是自然界最活跃的非金属元素，自然界中的氟主要以萤石、冰晶石以及氟磷灰石的形式存在。

除地壳外，氟还在水、空气以及动植物体内广泛以化合物的形式存在，其中，土壤中的水溶性氟对生物体是最有价值的。世界各地自然水源含氟量差异很大，我国水氟含量的地区差异亦较大，总体呈现为北部地区高于南部地区的态势。

（二）人体氟来源

1. 饮水 是人体氟的主要来源，约占人体氟来源的65%。机体从饮水中摄入氟量的多少直接受到饮水氟浓度和饮水量的影响。

2. 食物 是人体氟的第二个主要来源，人体每天摄入的氟约有25%来自食物，如茶、海鱼、海生植物以及海盐中的氟含量较高。

3. 空气 虽然空气中的氟含量较低，不是人体氟的主要来源，但在某些特殊环境下可有空气氟污染，空气中的氟可通过呼吸道进入人体，造成机体氟中毒。

4. 其他 某些口腔局部用氟产品的氟浓度很高，如果不在医师指导下或不按照推荐、规定的方法适量应用，可使机体氟摄入量增高。

二、人体氟代谢

（一）吸收

氟可以通过消化道、呼吸道和皮肤接触等途径进入人体。通常氟随饮水、食物或借助一种氟载体被摄取，大多数水溶性氟化物被机体摄取后，迅速被吸收，在几分钟内血浆氟浓度可明显上升，30～60分钟内达到高峰。氟吸收是一个简单扩散过程，摄入氟的80%～90%在消化道吸收，其中20%～25%在胃吸收，其余部分在小肠吸收，没有被吸收的部分将随粪便排出。氟的吸收与胃酸浓度、排空速率和其他食物的存在有关。

（二）分布

1. 血液、乳汁和软组织 血液中的氟有75%存在于血浆中，其余的主要存在于红细胞。血浆氟大部分以离子（游离氟）形式存在，不参与生理代谢过程。乳汁中氟的含量很低，一般为血浆氟的1/2；除肾脏外，软组织中氟含量一般低于血浆水平。氟化物可部分通过胎盘，胎儿血氟水平约为母体的

75%；脑的氟含量最低，提示氟不易通过血-脑屏障。

2. 骨和牙 成人体内约99%的氟存在于钙化组织中，包括骨、牙釉质和牙本质，骨骼甚至被称为人体的"氟库"。氟以氟磷灰石或羟基氟磷灰石的形式与骨晶体相结合。氟与骨的结合是可逆的，当血浆中氟含量下降时，骨结合氟会释放。牙齿氟在牙齿中的沉积主要发生于萌出前发育矿化阶段，其含量在牙釉质表层较深层高5～10倍。

3. 唾液和菌斑 唾液的氟含量与腺体分泌以及日常摄入的饮食和氟制剂的使用有关。一般来说，唾液中的氟浓度低于血浆氟浓度，约为血浆氟的2/3。菌斑中氟含量为5～10mg/kg（湿重），是全唾液的100～200倍。

（三）排泄

一般成人摄氟量的40%～60%经由肾脏排出，肾排泄受肾小球滤过率、尿pH值和流速影响。一般尿氟的排泄速度，在摄入氟的最初4小时最快，3～4小时可排出摄入氟的20%～30%，24小时可排除摄入氟的50%以上，氟的快速排出对人体是一种保护作用。尿氟水平被看作为监测氟摄入量的最佳指数之一。

除尿液以外，机体还可以通过粪便、汗液、泪液、头发和指甲等排出。

三、氟化物的防龋机制

1. 氟对细菌的作用 有实验表明，高浓度氟对变形链球菌的糖代谢过程有抑制作用，包括致龋菌的摄取、转化和利用，从而影响胞外多糖的合成、胞内多糖的贮存，干扰细菌和菌斑在牙面上的堆积和黏附。

2. 抑制龋病形成的脱矿过程 氟离子可形成氟化羟基磷灰石或与牙釉质中羟离子交换形成氟磷灰石；最后，氟离子被吸收进入再结晶的磷灰石晶体中后，羟基离子被释放出来，可中和部分细菌产生的氢离子，从而使唾液pH值升高，缓冲唾液的酸性环境，减轻牙釉质的脱矿过程。

3. 促进釉质的再矿化 龋病的形成是牙体硬组织脱矿和再矿化过程的相互作用，最终脱矿占据优势的结果。而当口腔环境中pH值下降时，氟化钙溶解释放氟离子和钙离子。其中氟离子可结合因牙釉质溶解而游离的羟基磷灰石，重新沉积于脱矿的牙釉质表面，即再矿化，同时还可以吸引钙离子来加速这一矿化过程。

综上所述，氟化物的防龋机制可归结为抑制致龋菌的糖代谢过程，从而干扰细菌在牙面上的堆积和黏附；同时抑制牙釉质的脱矿以及促进早期脱矿区域的再矿化，而牙釉质溶解性的降低以及局部pH值的升高，减缓、终止甚至预防了龋病的发生，而再矿化过程使早期釉质龋的脱矿区域得以修复。

第2节 氟化物防龋的全身应用

氟化物的全身应用指的是机体通过消化道摄入氟化物，经胃肠道吸收进入血液循环，然后转运至牙体及唾液等，达到预防龋病的目的。

一、饮水氟化

饮水氟化可分为自来水氟化、学校饮水氟化和家庭饮水氟化。当水氟浓度为1.0mg/L时有着最佳防龋效果。

（一）饮水氟化的原则

在预防龋病和预防氟牙症之间存在着一个可供选择的既安全又有效的饮水氟浓度范围。因人体氟的来源是多方面的，不能单纯以饮水中的自然氟含量为依据，应参考当地龋病患病水平和氟牙症指数，才能对饮水氟化的效果、安全性和可行性做出初步评价。综合WHO的推荐意见和我国的具体情况，饮水氟化应遵循以下原则。

（1）饮水的适宜氟浓度一般应保持在0.7～1.0mg/L。

（2）饮水氟含量在0.5mg/L以下时，应根据该地区氟牙症和龋病的流行情况决定是否需要加氟。

（3）饮水氟含量超过1.5mg/L或氟牙症指数超过1时，应采取措施，减少氟的摄入量。

（4）饮水氟含量应按季节、气温的变化进行调整。

（5）自来水加氟需要严格的管理和监测，保证安全有效。

（二）饮水氟化的评价

饮水氟化是一种安全、有效、经济、公平、简单易行的社区防龋措施：①饮水氟化的安全性已经得到充分肯定。氟化到适宜浓度的自来水对人类安全没有任何威胁，即不致癌、不致畸、不致冠心病和不助长衰老等。②饮水氟化的防龋效果非常显著。饮用氟化水时间越早、越长，效果越好；饮用水氟化对恒牙的防龋效果优于乳牙；氟对光滑面龋的预防效果优于窝沟点隙龋。③与其他方法相比，饮水氟化是最经济、最简单易行的公共口腔卫生措施。④饮水氟化具有初级卫生保健要求的公平性。

饮水氟化的不足之处：可能引起轻度氟牙症的患病率升高；人群饮用的氟化水的量仅占氟化水总量的2%～3%，这样可能会造成氟的浪费以及环境中的氟污染；饮水氟化需要通过立法程序，增加了实施的难度。

二、食盐氟化

（一）食盐氟化的应用

食盐氟化适用于没有开展饮水氟化或没有自来水的低氟地区。不同国家或地区由于饮食习惯的不同，人群对食盐的摄入量也不尽相同，因此在选用食盐氟化时，其含氟量也有所不同，一般为90～350mg/kg。

（二）食盐氟化的评价

食盐氟化除了具有与饮水氟化类似的效果外，还有一些饮水氟化所没有的优点，主要包括：①覆盖人群广泛，不受地区条件限制可大规模地生产和供应；②不需要设备完好的供水系统；③与饮水氟化相比，减少了氟的浪费；④生产和控制方法简单，费用较低；⑤每个家庭可自由选择，无心理上的压力。

食盐氟化的不足之处包括：①防龋效果与大众接受程度和范围有关；②难以精确控制每一个体的耗盐量；③食盐摄取量在不同地区与不同人群之间差异很大；④氟化食盐的销售范围难以控制，如果氟化食盐进入高氟或适氟地区则会造成危害。

三、牛奶氟化

（一）牛奶氟化的应用

牛奶是氟化物的良好载体，又属于非致龋食品。氟化牛奶可以不同形式生产，如液体奶和奶粉，常用的牛奶氟化的氟化物有氟化钠、氟化钙、单氟磷酸钠和硅氟。牛奶含氟浓度可根据饮用者年龄、当地饮水含氟量等适当调整如下：3～6岁一般为0.5mg/d，也有的为0.75mg/d或1mg/d。

（二）牛奶氟化的评价

牛奶氟化预防龋齿是WHO推荐的一种可供选择的全身用氟措施，它与饮水氟化和食盐氟化一样，安全、有效、经济，只是氟的生物利用率为80%，略低于饮水氟化。牛奶氟化的防龋效果还需要进行更多的研究观察。

四、氟片和氟滴剂

氟片是由氟化钠或酸性氟磷酸盐加香料、赋形剂、甜味剂制成的片剂，目前推荐的有0.25mg和0.5mg两种不同含氟量的氟片。氟滴剂是一种含氟的溶液，每滴含氟离子0.125mg，适用于2岁以下的幼儿。

（一）氟片、氟滴剂的应用

口服氟片必须由口腔科医师根据服用对象的年龄、体重和当地饮用水氟浓度计算出适宜的剂量，每次处方氟化钠总剂量不得超过120mg。口服氟片适用于未能实施其他全身性用氟防龋措施的低氟地区儿童。氟滴剂选择应用的原则和每日补充的氟化物量与氟片相同。每日睡前将氟滴剂滴于幼儿颊黏膜或舌部，不漱口、不饮水，可获得全身和局部的双重应用。2008年美国儿童牙科学会推荐的不同年龄儿童的日需供氟标准，见表6-1。

表6-1　每日氟补充量（mg/d）

年龄（岁）	饮水氟浓度（mg/L）		
	<0.3	0.3～0.6	>0.6
0～0.5	0.00	0.00	0.00
0.5～3	0.25	0.00	0.00
3～6	0.50	0.25	0.00
6～16	1.00	0.50	0.00

注：在上述年龄范围内，如饮水氟浓度>0.6mg/L，则不推荐使用氟片

（二）氟片、氟滴剂的评价

氟片和氟滴剂的使用可以有效地降低龋病的患病率，同时具有成本低廉、方法简单以及能够精确控制氟的摄入量的优点。但由于需要家长辅助使用，而家长可能存在易忘记或怕麻烦等情况，致使不易长期坚持，作为公共卫生措施，其应用有限。

第3节　氟化物防龋的局部应用

局部用氟是采取不同的方法将氟化物直接作用于牙齿表面，抑制牙齿表面的溶解脱矿和促进再矿化，以提高牙齿的抗龋力。局部用氟既适用于未实施全身用氟的低氟地区或适氟地区，也可以与全身用氟措施联合使用，适用于大多数人群，尤其是儿童和青少年。

一、含氟牙膏

（一）种类及使用

1. **氟化钠牙膏** 是最早被研究并临床应用的一种含氟牙膏，氟化钠也是首先在牙膏中使用的一种"离子"型氟化物。早期因所选用的摩擦剂与氟化钠相容性差使氟离子失去活性，以致防龋效果不明显而很快被取代。但在选择丙烯酸塑料或焦磷酸钙、二氧化硅作为磨料后，经试验证明其防龋效果是肯定的。新的氟化钠牙膏中氟化钠的浓度为0.24%（含氟量为0.11%），遇水即释放氟离子。氟化钠牙膏的pH值接近中性，一般比较稳定，不会导致牙齿变色。

2. **单氟磷酸钠牙膏** 是一种共价型含氟牙膏，含单氟磷酸钠的浓度为0.76%（含氟量为0.1%），具有与摩擦剂相容性好、不使牙体染色、pH值中性且稳定性好等优点。

3. **氟化亚锡牙膏** 氟化亚锡牙膏具有抗菌抑菌、抗龋以及牙本质脱敏等多种功效，但是同时具有有效期短以及牙齿染色和有金属异味等缺点，因此被其他牙膏所取代。

对于6岁以上的儿童和成人，每日用含氟浓度高于1000mg/kg的牙膏刷牙2次，每次用量约1g，可达到有效的预防效果。3～6岁的儿童，每次牙膏用量约为"豌豆"大小（约0.5g），同时，应在家长监督和指导下使用，以免儿童过多地吞咽牙膏。出生6个月到3岁的婴幼儿，第一颗乳牙萌出后，家长应使用含氟牙膏为他们每日刷牙2次。为确保安全性和有效性，建议0～3岁婴幼儿使用氟浓度为500～1100mg/kg（即总氟含量为0.05%～0.11%）的含氟牙膏，每次刷牙牙膏使用量为米粒大小（0.015～0.020g）。

（二）防龋效果

含氟牙膏的使用是目前世界上应用最广泛的局部用氟防龋方法，其使用方法简便、易于被接受、效果显著、无不良反应，防龋效果是肯定的。含氟牙膏的防龋效果与人群中患龋的基线水平呈正相关，即基线水平越高，防龋效果越显著。

二、含氟漱口液

含氟漱口液适用于龋活跃性较高或龋易感人群，如佩戴正畸固定矫治器者、头颈部肿瘤需做放疗的患者，以及一些不能实行自我口腔护理的特殊人群等。

（一）种类及使用

1. **0.2%氟化钠溶液** 每周使用1次。适用于学校的防龋项目，需要在老师或专业人员的监督下使用。

2. **0.05%氟化钠溶液** 每天使用1次。可交由患者在家使用，若给儿童使用，需要在家长的监督下使用。

使用漱口液时，需根据儿童的年龄，用量筒或注射器取5ml或10ml配好的溶液于漱口杯中，5～6岁儿童每次用量5ml，6岁以上儿童每次用量10ml。含漱1分钟后吐出，半小时内不漱口、不进食。

（二）防龋效果

漱口作为使用方便、容易掌握、价格低廉、适用性广的口腔公共卫生措施，尤其适用于学校儿童的龋病预防。使用含氟漱口液的防龋效果用龋、失、补牙面数评价时，预防分数为27%。

三、含氟涂料

含氟涂料是一种加入了氟化物的有机溶液，将其涂布于牙齿表面，可预防龋病。含氟涂料的种类繁多，最常用的有含5%氟化钠和含0.9%氟化钠两种浓度的含氟涂料。

（一）使用

含氟涂料的使用方法非常简单，在彻底清洁牙面并隔湿干燥牙面后，使用小刷子或棉签蘸取涂料直接涂抹于各个牙面待其凝固即可，一般每次用量0.3～0.5ml。应注意，涂布后需嘱患者最好在2～4小时内不进食，当晚不刷牙，以保证涂料与牙面的最大接触、不脱落。每年涂布2次。

（二）防龋效果

含氟涂料不仅可预防光滑面龋，对邻面龋和窝沟点隙龋也有一定的预防效果。乳恒牙含氟涂料的防龋效果可达38%（局部涂氟操作步骤详见实训四）。

含氟涂料的优点：①含氟浓度高。由于所需剂量少，减少了被吞咽的风险，因此涂料中的氟浓度可以较高。②快速凝固并黏附于牙面，这样不但提高了牙釉质表面的氟化物浓度，而且延长了氟化物与牙釉质表面的接触时间。③操作简单，需时少。④少有恶心、呕吐等不适反应，患者容易接受。

含氟涂料的缺点：①涂布后可导致牙齿短暂的变色，但是刷牙后可使其恢复正常。②少数患者可对其产生接触性过敏。③牙龈出血者禁用。

四、含氟凝胶和含氟泡沫

含氟凝胶和含氟泡沫是两种供口腔专业人员使用的局部用氟用物。含氟凝胶是一种用于局部防龋的、含有酸性氟磷酸钠或氟化钠的凝胶。含氟泡沫是一种富含氟离子的泡沫。

（一）使用

1. 含氟凝胶　个人自我保健使用0.5%的酸性磷酸氟凝胶和氟化钠凝胶以及0.1%（1000mg/L）的氟化亚锡凝胶；供医护人员使用的APF凝胶的含氟浓度为1.23%（12300mg/L）。

2. 含氟泡沫　含氟浓度同含氟凝胶，含氟泡沫的用量只有含氟凝胶的1/5～1/4，其防龋效果尚待更多的临床试验来证实。

（二）防龋效果

马里尼奥（Marinho）对28项临床试验研究结果进行了系统分析，涉及9140名16岁及以下儿童和青少年。结果表明，含氟凝胶对恒牙列的防龋效果，预防分数为28%；其中三项研究了探讨含氟凝胶对乳牙列的防龋效果，预防分数为20%。

含氟凝胶具有以下优点：用托盘放置含氟凝胶可一次性处理全口牙，操作简单，花费时间少，可被大多数儿童接受。含氟凝胶的缺点主要有：对胃肠道有刺激，可引起恶心和呕吐反应；使用之后血浆及尿氟浓度较高；操作过程中需使用吸唾装置。

第 4 节　氟化物防龋的安全性

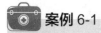

案例 6-1

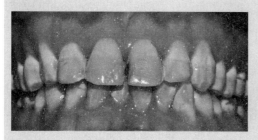

图6-1　患者口内唇面照

患者，女，25 岁，因牙齿颜色影响美观前来就诊（图 6-1）。其家乡为煤矿产区，自述周围居住的人群中有类似症状。临床检查：全口牙牙面见白垩色斑块，对称分布，21 近中邻面龋损，冷热诊反应正常，无叩痛，无松动。经了解该地区的水氟浓度为 0.9mg/L。该患者诊断为氟牙症。

问题： 1. 引起氟牙症的主要病因是什么？
2. 氟牙症的防治方法有哪些？

一、氟的总摄入量

氟的总摄入量是指机体每日从各种途径（包括饮食、水、空气以及各种含氟牙膏等）摄取氟量的总和。氟的总摄入量包含两个含义，即适宜摄氟量和安全摄氟量。适宜摄氟量是指能够维持机体正常生理功能的总摄氟量；安全摄氟量是指人体最大可能接受的量，当机体长期摄入超过安全摄氟量的氟化物时将会引起慢性氟中毒。

适宜摄氟量和安全摄氟量的标准难以统一，因此只提供一个范围，即每千克体重每天的摄氟量为 0.05～0.07mg 是适宜的，一般不应该超过上限。

二、氟的生理作用

氟是人体必需的微量元素之一，适宜的氟摄入是维持人体正常生理功能所必需的；氟具有预防龋病的作用，唾液中适宜的氟化物含量对于龋病的预防有着重要的意义；氟有助于钙和磷形成羟基磷灰石，能够促进成骨过程，增强骨骼强度。

三、氟化物的毒性作用

虽然氟是人体必需的微量元素之一，但是过量地摄入氟后，会导致急、慢性氟中毒，甚至死亡。

1. **急性氟中毒**　一次性大量误服氟化物，可造成急性氟中毒，主要症状是恶心、呕吐、腹痛、腹泻，甚至肠道出血等；重者可引起心、肝、肾器质性损害，以致昏迷，患者通常可在4小时内死亡。急救处理原则：应立即催吐、洗胃以减少氟从消化道的吸收，口服或静脉注射钙剂、补糖、补液以及对症治疗。

2. **慢性氟中毒**　机体长期摄入超过适宜量的氟可导致慢性氟中毒。根据氟来源的不同，慢性氟中毒可分为地方性氟中毒和工业氟中毒。慢性氟中毒的主要临床表现是氟牙症和氟骨症，以及神经系统、骨骼和肾等非骨性损害。慢性氟中毒的预防：寻找并更换适宜氟浓度的饮水来源，对高氟水源采取除氟措施；改良燃煤炉灶，以降低因生活燃煤所带来的氟污染；预防工业氟污染。

四、氟 牙 症

氟牙症又称氟斑牙或斑釉牙，是在牙发育矿化时期机体摄入过量的氟所引起的一种特殊的牙釉质发育不全，是慢性氟中毒最早出现的体征。

（一）临床特点

乳牙牙釉质发育主要发生于胚胎期和哺乳期，胚胎期只有极少量氟通过胎盘，母乳氟含量也很低，因此氟牙症主要发生在恒牙，乳牙较少。患氟牙症牙数的多少取决于牙齿发育矿化时期在高氟地区生活时间的长短，如出生后一直生活在高氟地区则全口牙均可受到侵害；如2岁前生活在高氟地区，以后迁移至非高氟地区，恒牙氟牙症可仅累及前牙和第一恒磨牙，如6～7岁以后再迁入高氟地区，则不会出现氟牙症。

氟牙症的典型表现为牙釉质出现白垩色斑纹或黄褐色着色，重者可造成牙釉质实质性缺损，以致牙失去整个外形，其严重程度取决于过量摄入氟的程度。

（二）防治方法

氟牙症发生于牙胚发育时期，一旦发生即只能对症治疗，因此氟牙症的预防是重中之重。预防氟牙症的基本原则是在牙齿的生长发育和矿化期避免摄入过量的氟，如高氟地区改善水源或选择适宜含氟浓度的水源等。

对于已经发生的氟牙症患牙，可用以下方法对症处理：对仅有颜色改变而尚无实质性缺损的患牙，可采用牙齿漂白治疗；对已经产生实质性缺损的氟牙症患牙，可采用光固化复合树脂充填修复、贴面修复甚至全冠修复以恢复患牙的形态和功能。

氟作为人体必需的微量元素之一，科学、合理地应用氟化物既能维持人体正常生理功能，又能预防龋病的发生；但是过量的摄入氟化物又可引起急、慢性氟中毒反应。因此，在氟化物应用时，应时刻谨记安全原则。

自 测 题

单选题

1. 人体氟主要来源于（ ）
 A. 饮水　　　　B. 食物
 C. 空气　　　　D. 饮茶
 E. 含氟牙膏

2. 成人体内的氟主要分布于（ ）
 A. 血液　　　　B. 软组织
 C. 骨和牙　　　D. 唾液和菌斑
 E. 乳汁

3. 结合我国具体情况，饮水的适宜氟浓度应保持在（ ）
 A. 0.5mg/L　　　B. 0.5～0.7mg/L
 C. 0.7～1.0mg/L　D. 1.2～1.5mg/L
 E. 1.5mg/L以上

4. 在开展饮水加氟项目时，应考虑的因素主要是（ ）
 A. 防龋效果
 B. 经济因素
 C. 龋病流行情况和氟牙症指数
 D. 食盐量的多少
 E. 年龄因素

5. 患者，男，15岁，前牙牙釉质表面可见白色不透明斑块，呈对称性分布。患者生活地区的水氟含量可能是（ ）
 A. 0.1～0.3mg/L　　B. 0.3～0.5mg/L
 C. 0.5～0.7mg/L　　D. 0.7～1.0mg/L
 E. 1.2～1.5mg/L

（衣　娟）

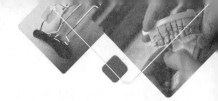

第7章
自我口腔保健方法

  案例 7-1

　　患者，女，28 岁，妊娠期 5 月余。刷牙时出血 3 个月，妊娠期间刷牙次数减少，后出现刷牙出血症状。专科检查：全口龈缘鲜红色，表面光亮，散在龈上牙结石，大量软垢和菌斑，全口牙无松动、无叩痛，探诊深度 3 ~ 4mm，未探及附着丧失，探诊出血。

　　问题： 1. 临床诊断及治疗方案是什么？

　　　　　 2. 该患者的病因是什么？

　　　　　 3. 口腔卫生指导的内容有哪些？

第1节　刷　　牙

　　预防和控制龋病与牙周病的根本在于彻底地清除牙菌斑。刷牙是去除牙菌斑、软垢和食物残渣，保持口腔清洁的重要自我保健方法。若刷牙方法不正确，不但达不到清洁牙齿的目的，还会造成楔状缺损、牙龈退缩、牙槽骨吸收等不良后果。因此，要进行必要的口腔健康教育和卫生指导，掌握正确的刷牙方法，养成良好的刷牙习惯。

一、牙　　刷

　　牙刷是刷牙必不可少的用具。随着时代的发展，牙刷也在不断改进。

（一）牙刷的设计

　　牙刷的结构包括刷头、刷毛、刷柄。

　　1. 刷头的设计

　　（1）刷头形状和大小　传统的牙刷刷头是长方形或长圆形，新型牙刷刷头的设计样式较多，如尖圆形、圆形、椭圆形、小长方形等。成人牙刷刷头较大，儿童及幼儿牙刷刷头较小。

　　（2）刷毛的设计　理想的刷毛毛束排数一般为 10 ~ 12 束长，3 ~ 4 排宽，各束之间有一定的间距，特异型牙刷刷毛的排列形式各有不同，包括平面形、波浪形、半球形、中凹形等。刷毛应具有适当弹性、硬度，表面光滑，容易洗涤及干燥，无臭、无味，既清洁牙齿，又按摩牙龈。刷毛的材料多为尼龙丝，弹性较好，耐磨，可进入牙间隙区及龈沟区，清除邻面及龈下菌斑。刷毛分为硬毛、中软毛、软毛和超软毛。

　　2. 刷柄的设计　刷柄应有足够的硬度、强度；应有适当的长度与宽度，便于握持。刷柄颈部的设计应根据口腔结构特点，使之能够深入口腔难刷部位。

　　3. 电动牙刷的设计　电动牙刷适合大部分人群使用，特别是老人、儿童、行动不便的人群。刷毛的运动模式常见的有两型：一为旋转摆动型，多为圆形刷头，刷头沿顺时针、逆时针交替旋转运动，清除菌斑和降低龈炎的效果略好于其他清洁模式的电动牙刷；二为声波型电动牙刷，多为椭圆形刷头，刷毛沿长轴、高频率的往复脉冲运动。

（二）牙刷的选择

选择牙刷主要考虑以下因素：①根据自己口腔情况，选择大小、形状、刷毛软硬适中的牙刷；②刷柄易握持；③根据特殊需要选择，如儿童要选择适合生长发育的不同阶段的牙刷，佩戴矫治器者选择正畸牙刷，有活动义齿修复者选择义齿刷，刷牙不方便者选择电动牙刷。

（三）牙刷的保管

刷牙后，牙刷刷毛间可粘有食物残渣，并附着许多细菌。因此，要用清水多次冲洗牙刷，并将刷毛上的水分甩干，刷柄插于漱口杯内，置于通风处充分干燥。牙刷应每人一把避免交叉使用，导致口腔交叉感染。尼龙牙刷避免沸水消毒，否则牙刷毛易受热变形，降低清洁效率。牙刷应至少每2～3个月更换一次。

二、牙　膏

牙膏可增强刷牙的摩擦力，更有效地去除菌斑、清洁牙面，减轻口腔异味。目前我国市售的牙膏可以分为普通牙膏及功效牙膏两大类。

（一）牙膏的基本成分和作用

牙膏的基本成分和作用，见表7-1。另外，根据不同的目的加入一些有保健作用的制剂。

表7-1　普通牙膏的基本成分和作用

成分	代表性原料	含量	主要作用
摩擦剂	碳酸钙、磷酸氢钙、水合硅石（二氧化硅）、焦磷酸钙、氢氧化铝等	20%～60%	通过牙刷的机械摩擦作用，帮助清洁和磨光牙面，使牙面清洁、光滑、发亮，去除色素沉着、菌斑
洁净剂（发泡剂）	月桂醇硫酸酯钠（也称十二烷基硫酸钠、十醇硫酸钠、K12）、椰油酰胺丙基甜菜碱、桂酰肌氨酸钠	1%～2%	降低表面张力，穿透与松解表面沉淀物与色素，乳化软垢并有发泡作用
保湿剂	山梨（糖）醇、聚乙二醇、甘油	20%～40%	保持湿润，防止膏体接触空气而硬化并使之保持稳定
胶黏剂	羧甲基纤维素钠、合成纤维素衍生物	1%～2%	防止膏体在贮存期间固体与液体成分分离，保持均质性
防腐剂	乙醇、苯甲酸钠、二氯化酚	0.1%～0.5%	防止细菌生长，延长贮存期限，并使其他成分相容
甜味剂	糖精钠	1%～2%	提供易于人们接受的调味剂，无致龋性，通过增加甜度，提升牙膏在口腔内使用中的味觉感受
芳香剂	薄荷、薄荷油	2%～3%	改善口感和味道，使口腔留下清新的感觉
水	蒸馏水	20%～40%	作为溶媒

（二）功效牙膏

在普通牙膏的基础上添加不同保健作用的制剂，形成了功效牙膏，也称为预防性或治疗性牙膏。常见的功效牙膏有以下几种。

1. 含氟牙膏　氟化物的防龋作用详见本书氟化物与口腔健康。

2. 抑菌牙膏　牙膏中添加一些化学成分如三氯生、西吡氯铵和氯己定，有抑制菌斑形成的作用。

3. 脱敏牙膏　抗牙本质敏感主要通过两种机制：一种作用在神经细胞外部，通过去极化抑制神经疼痛信号传导而减轻外部刺激带来的痛觉，如硝酸钾等可溶性钾盐；另一种通过堵塞暴露的牙本质小管口阻隔外界刺激而减轻牙本质敏感，如锶盐类、亚锡盐类、磷硅酸钠钙、精氨酸等。

4. 美白牙膏　主要通过摩擦剂和化学制剂（表面活性剂或漂白剂），去除外源性着色，发挥美白功效。

5. 中药牙膏 一些中药提取物具有消肿、止血、促进伤口愈合、镇痛等治疗功效，有些中草药牙膏经体外抑菌实验证实有一定的抑菌作用。

目前，功效牙膏已在全世界范围内广泛使用，但长期滥用功效牙膏，会干扰口腔生态平衡、导致菌群失调或产生耐药性，因此，除氟化物牙膏外，其余功效牙膏不宜长期使用。

三、刷牙方法及注意事项

刷牙是控制菌斑的基本方法，刷牙的目的是去除菌斑并对牙龈起到按摩作用。但是，刷牙方法不正确，会引起各种不良后果，例如牙龈退缩、楔状缺损等。

（一）刷牙方法

好的刷牙方法应当简单易学，去除牙菌斑效果好，不损伤牙体及牙周组织。本节介绍两种主要的刷牙方法。

1. 水平颤动拂刷法 又称改良Bass刷牙法，是一种有效清除龈沟内和牙面菌斑的刷牙方法。水平颤动是牙刷沿水平方向小幅度高频率颤动，主要是去除牙颈部及龈沟内的菌斑。拂刷主要是清除唇（颊）舌（腭）面的菌斑。具体操作方法如下。

（1）刷头放置于牙颈部，刷毛指向牙根方向（上颌牙向上、下颌牙向下），与牙长轴约呈45°，轻微加压，使刷毛部分进入龈沟内，部分置于牙龈上（图7-1A）。

（2）从后牙颊侧以2～3颗牙为一组开始刷牙，用短距离水平颤动的动作在同一个部位数次往返，然后将牙刷向牙冠方向转动，拂刷颊面。刷完第一个部位之后，将牙刷移至下一组2～3颗牙的位置重新放置，注意与前一部位保持有重叠的区域，继续刷下一部位，按顺序刷完上、下颌牙齿的唇（颊）面（图7-1B）。

（3）用同样的方法刷后牙舌（腭）侧面（图7-1C）。

（4）在大张口下将刷毛从舌侧绕到唇侧，以清洁最后一颗牙的远中面。

（5）刷上颌前牙舌面时，将刷头竖放在牙面上，使前部刷毛接触龈缘，自上而下拂刷（图7-1D）。刷下颌前牙舌面时，自下而上拂刷（图7-1E）。

（6）刷咬合面时，刷毛指向咬合面，稍用力做前后短距离来回刷（图7-1F）。

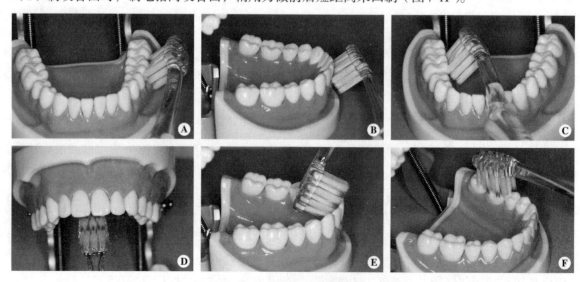

图7-1 水平颤动拂刷法

A. 后牙颊侧面；B. 前牙唇侧；C. 后牙舌侧面；D. 上前牙舌侧面；E. 下前牙舌侧面；F. 后牙咬合面

2. 圆弧刷牙法　又称Fones刷牙法（图7-2），这种方法适用于儿童。具体操作如下：在上下牙咬合的时候，将牙刷放入口腔前庭，刷毛接触上颌最后磨牙的牙龈区，用较快、较宽的圆弧动作，较小的压力从上颌牙龈拖拉至下颌牙龈。前牙切缘对切缘接触，做连续的圆弧形颤动，舌侧面与腭侧面需往返颤动，由上颌牙弓到下颌牙弓。

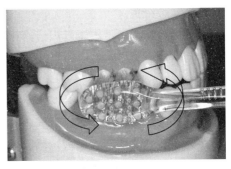

图7-2　圆弧刷牙法

（二）注意事项

1. 刷牙顺序　为保证刷牙时不遗漏某些部位，建议按照一定的顺序做到面面俱到。一般从一侧最后一颗牙开始按顺序刷牙。每次牙刷放置的位置一般占1～3颗牙牙面的距离，每个部位至少刷5～10次，然后移至下一组，两次刷牙位置之间均应有重叠。

2. 刷牙时间　建议每次刷牙时间至少2分钟。

3. 刷牙次数　每天至少早晚各刷牙1次，晚上睡前刷牙更重要。

4. 难刷的部位　刷牙时有些部位常被忽视，如上下颌最后一颗牙的远中面和邻近无牙区的牙面、上颌牙的腭面和下颌牙的舌面、排列不齐的牙等，这些部位容易被忽视或牙刷难以达到，在刷牙时都应特别注意。

第2节　自我口腔保健的其他方法

一、漱　　口

漱口是利用液体含漱从而清洁口腔的常用方法。饭后漱口可去除口腔内的食物残渣和部分软垢，保持口腔清洁。如果口腔内有感染，根据临床医师的处方和推荐，使用具有一定药物的漱口剂含漱，抑制细菌的繁殖生长，减少口腔内致病微生物，达到一定的辅助治疗作用。应注意，漱口不能代替刷牙对菌斑的机械性清洁作用，只能作为刷牙之外的日常口腔护理的辅助手段。

1. 漱口液的作用　漱口常用水或盐水，为了辅助预防和控制某些口腔疾病，在漱口液中常加入一些不同药物，起到不同的作用。

（1）防龋作用　含有氟化物的漱口液，如0.05%～0.20%氟化钠含漱液，每天或每周使用一次，能够减少儿童龋和老年人根面龋的发生，对于龋高危人群效果显著。

（2）抑菌作用　含有某些药物如精油、三氯生、茶多酚、西吡氯铵等的漱口液具有抑制牙菌斑的作用，常用的为0.12%～0.20%氯己定，但长期使用会使牙齿及黏膜着色。

（3）止痛作用　含0.5%普鲁卡因的漱口液、复方氯己定含漱液对于口腔溃疡等引发的疼痛有止痛作用，可有效缩短溃疡愈合时间。

（4）美白作用　含焦磷酸盐、六偏磷酸钠、过氧化氢的漱口液有美白牙齿的作用。

2. 漱口方法　漱口时将少量漱口液含入口内，紧闭嘴唇，上下牙稍微张开，使液体通过牙间隙区，轻轻加压，然后鼓动两颊及唇部，使溶液能在口腔内充分地接触牙面、牙龈及黏膜表面，同时运动舌，使漱口水能自由地接触牙面与牙间隙区。利用水力前后左右，反复几次冲洗滞留在口腔各处的碎屑和食物残渣，然后将漱口水吐出。

3. 漱口注意事项

（1）通常为饭后漱口，可清除食物碎屑，每次含漱5～10ml。口腔黏膜溃疡，或牙周洁治和牙周手术前后，用药物漱口液5ml含漱1分钟，每小时含漱1～2次。漱口的效果与漱口液用量、鼓漱力量、含漱的次数有关。

（2）药物漱口液用于牙周洁治和手术后口腔护理，不作为日常口腔护理用品，不能用于长期漱口。当口腔疾病痊愈后，就应停止使用，以免引起口腔内正常菌群失调和产生抗药性。

二、牙间隙清洁

牙间隙容易滞留牙垢或污物，刷牙时刷毛不能够完全伸入牙间隙，必须采用牙间隙清洁工具，常用牙间隙清洁工具包括牙线、牙签、牙间隙刷、电动冲牙器等。

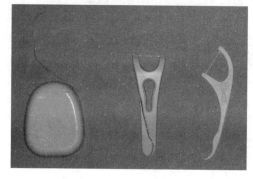

图7-3 卷轴式牙线、靶型牙线棒、刀型牙线棒

（一）牙线

牙线可由丝线、尼龙线、涤纶线等材质组成，有含蜡或不含蜡的，有含香料或含氟的。单纯刷牙只能去除50%的牙菌斑，使用牙线可以更好地清除牙间隙内的食物残渣和邻面菌斑。使用牙线前需进行龈上洁治、龈下刮治以及去除邻面悬突，以免勾住牙线，降低牙线的清洁效率。牙线分为卷轴式牙线、牙线棒两种（图7-3）。

1.卷轴式牙线的使用方法，见图7-4。

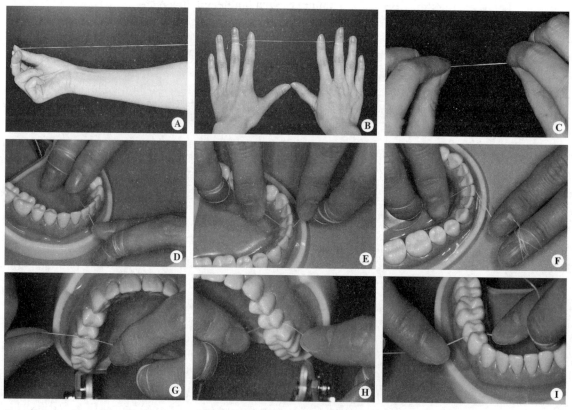

图7-4 卷轴式牙线的使用方法

A.取长30～40cm长的牙线（手指捏住牙线的一端，另一端到肘弯部）；B.牙线的两端各绕在左右手的中指或将牙线的两端合拢打3个结形成一个圆圈；C.双手的示指和拇指将线圈绷紧，两指间距离1.0～1.5cm；D.牙线前后做拉锯样动作通过邻面接触点，进入牙间隙到达龈缘下，不要过向下加压，以免损伤牙龈；E.牙线呈"C"形包住31近中面由龈沟向切端方向重复移动3～4次清洁近中面；F.牙线包住41近中面，重复上述动作，并做前后拉锯取出；G.清洁右上颌后牙时，用右手拇指及左手示指绷紧牙线，重复上述动作；H.清洁左上颌后牙时，用左手拇指及右手示指执线，重复上述动作；I.清洁所有下颌牙时，可由两手示指执线，重复上述动作

如此按照一定的顺序，逐个将全口牙齿的邻面菌斑彻底清除，不要遗漏，包括最后一颗磨牙的远中面。每处理完一个区段的牙后，以清水漱口，漱去被刮下的菌斑。

2. 牙线棒　是将一段牙线固定在持线柄上。使用时，将牙线放置在牙间隙处，用与卷轴式牙线相同的方法通过接触点进入龈沟底，刮出邻面牙菌斑及软垢（图7-5）。

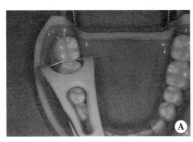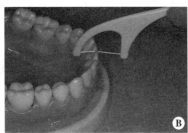

图7-5　牙线棒的使用
A. 靶型牙线棒使用方法；B. 刀型牙线棒使用方法

（二）牙签

牙签适用于牙间隙较大的人群，清洁邻面和根分叉区的菌斑、食物碎屑和软垢。常用的有木质牙签、塑料牙签、橡胶牙签。

使用方法：将牙签的尖端指向咬合面，侧面紧贴邻面牙颈部（图7-6）。顺着牙缝，上牙向下外侧剔拨，下牙向上外侧剔拨，如遇纤维食物嵌塞时可做颊舌向穿刺动作，清除邻面菌斑和嵌塞的食物，并磨光牙面，然后漱口。

注意事项：①勿将牙签压入无萎缩的龈乳头区，以免造成龈乳头退缩。②使用牙签时动作要轻，以防损伤龈乳头或刺伤龈沟底，破坏上皮附着。

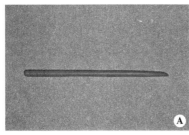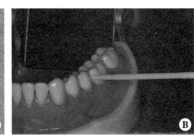

图7-6　塑料牙签及使用方法
A. 塑料牙签；B. 使用方法

（三）牙间隙刷

牙间隙刷状似小型的试管刷，为单束毛刷。分刷毛和持柄两部分，有各种形态及大小型号可供选择（图7-7）。主要用于清除牙齿邻面菌斑与食物残渣，以及矫治器、固定修复体、种植牙、牙周夹板、缺隙保持器及其他常用牙刷难以达到部位的清洁。可有效清除邻间隙、根分叉、牙根凹面和最后磨牙远中面的牙菌斑。

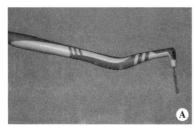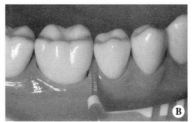

图7-7　牙间隙刷及使用方法
A. 牙间隙刷；B. 使用方法

（四）电动冲牙器

电动冲牙器是一种既有效又方便的家用口腔冲洗工具。冲牙器的高压脉冲水流是一种柔性的刺激，有按摩牙龈的作用。冲牙器可辅助去除牙间隙部位的食物残渣和软垢，如大的邻间隙、正畸患者的弓丝与托槽间、固定修复体的组织面等。冲牙器的压力水柱可以冲刷到口腔许多部位。需要注意的是，冲牙器不能取代牙刷和牙线。

三、无糖口香糖

在咀嚼过程中，无糖口香糖通过机械摩擦作用清除牙菌斑和食物残渣，且能刺激唾液分泌，减少菌斑细菌产酸，达到辅助防龋的作用。目前常用的无糖口香糖有木糖醇、山梨醇等。

自测题

单选题

1. 用于清洁矫治器、牙周夹板等的工具是（　　）

　A. 电动牙刷　　　　　　B. 通用型牙刷

　C. 波浪形牙刷　　　　　D. 半球形牙刷

　E. 牙间隙刷

2. 正确保管牙刷的方法是（　　）

　A. 刷牙后牙刷要用清水多次清洗

　B. 将刷毛上的水分甩干

　C. 牙刷应每人一把，避免交叉感染

　D. 不能用沸水浸泡或煮沸法消毒

　E. 上述措施均正确

3. 水平颤动拂刷法牙刷毛与牙长轴成（　　）

　A. 30°　　　　　　　　　B. 45°

　C. 60°　　　　　　　　　D. 75°

　E. 90°

4. 幼儿应选择的适宜的牙刷刷牙，下列选项中不正确的是（　　）

　A. 刷毛应较软　　　　　B. 小刷头的牙刷

　C. 刷毛末端应磨圆　　　D. 刷毛排列合理

　E. 牙刷柄应尽量长

5. 牙膏中起降低表面张力、增进清洁效果作用的成分是（　　）

　A. 摩擦剂　　　　　　　B. 洁净剂

　C. 润滑剂　　　　　　　D. 芳香剂

　E. 防腐剂

（王　阳）

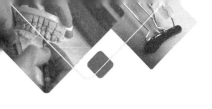

第8章
特定人群的口腔保健

从人群的口腔健康流行病学调查结果来看，不同人群口腔的健康状况和患病情况各不相同，自我口腔保健能力和对口腔健康的需求也各有差异。因此，针对每一特定人群共同的特点开展口腔保健工作将取得更好的效果。

第1节 妇幼口腔保健

一、妊娠期妇女的口腔保健

妊娠期是女性特殊的生理阶段，也是维护口腔健康的重要时期。孕妇患有牙周病可能会导致婴儿早产或出生时低体重。孕妇钙摄入不足会影响胎儿牙齿发育。因此，妊娠期妇女的口腔保健一方面是维护妊娠妇女的口腔健康，另一方面是为胎儿的健康发育和出生以及婴儿未来的口腔保健提供条件。

1. 妊娠期妇女的主要口腔健康问题

（1）妊娠期龈炎 妊娠过程本身不是引起龈炎的直接原因。但孕妇体内激素水平的改变使牙龈组织对细菌的敏感性增加，若孕妇原来自身的口腔卫生状况不佳，可使原有的牙龈炎症状加重。一般在妊娠的第2个月出现并在后3个月达到高峰。严重者一些部位的牙龈还可出现瘤样增生。

（2）龋病 孕妇饮食习惯（饮食次数、餐间甜食及零食的增加）和食物结构（喜吃甜、酸性食物）的改变，且常因活动不便而放松口腔卫生的维护，易造成口腔卫生不良。妊娠性呕吐使唾液的pH值下降，牙釉质脱矿，抗龋能力降低。因此，妊娠期妇女是龋病的高风险人群。

（3）智齿冠周炎 由于妊娠期生理、生活习惯的改变，机体抵抗力下降，容易导致智齿冠周炎的发生。且为维护胎儿健康，用药和拔牙处置受限，影响孕妇身心健康。

2. 妊娠期妇女的口腔保健内容和方法 妊娠期妇女口腔保健的重点是一级预防，强调孕前的口腔健康检查、治疗和妊娠期的口腔健康维护。

（1）提供口腔健康知识 面向育龄妇女及妊娠期妇女开展针对性口腔健康宣教活动。口腔健康教育应针对妊娠女性易发生的口腔健康问题，强调口腔疾病与妊娠不良结局的关系，婴幼儿喂养方式、口腔清洁方法、营养与口腔健康等相关知识的学习。了解乳牙生长发育及婴幼儿早期龋危害等常识。常用的方法有医师面对面的健康教育和咨询、参加医院或社区开设的孕妇讲座、图书阅览、观看口腔健康教育宣传片和口腔健康知识手册等。

（2）加强口腔健康维护 孕妇应认真进行每日的口腔清洁维护，如每次进食后的漱口，早晚有效的刷牙，使用牙线清除邻面的食物残渣和菌斑。

（3）注意膳食营养平衡 妊娠期合理的营养是日后儿童牙骼健康发育的基础。日常膳食应多样化、精细搭配、三餐合理，摄取足够的蛋白质、脂肪、碳水化合物、维生素以及矿物质。

（4）避免不良刺激，慎重用药 任何不良刺激都会导致胎儿生长发育异常或胎儿畸形。妊娠期用药应在医师指导下使用。孕妇应戒除吸烟、饮酒等不良习惯，妊娠初期防止风疹之类的病毒感染。

（5）口腔就诊时机的选择 口腔疾病可以选择在妊娠中期（4～6个月）的相对安全期进行治疗。

妊娠早期和晚期接受口腔治疗，会因为紧张和疼痛增加流产或早产的风险。妊娠期要尽量避免X线照射，如果必须进行X线检查，最好避开妊娠期的前3个月且腹部应进行必要的防护。

二、婴幼儿的口腔保健

婴幼儿是指出生后到3岁的儿童。此期是儿童生长发育最旺盛的时期。完整健康的乳牙列能够发挥正常的咀嚼功能，有利于儿童准确发音和维持健康心理状态，保障恒牙和颌面部骨骼的正常生长发育。

1.婴幼儿的主要口腔健康问题

（1）奶瓶龋 是婴幼儿乳牙列最常见的问题，也称低龄儿童龋（early childhood caries，ECC）。乳牙在萌出后不久即可患龋，好发年龄为1～2岁幼儿。ECC好发部位是上颌乳前牙的唇面和邻面。

（2）乳牙外伤 多发生在1.5～2.5岁的幼儿。跌倒、碰撞会使乳牙受到损伤，由于前牙处于面部较为突出的部位更容易受伤。损伤类型以牙齿移位为主。

（3）急性假膜性念珠菌性口炎 俗称鹅口疮或雪口病，是由白色念珠菌感染引起的口腔黏膜炎症。以6个月以下的婴幼儿多见。病因多由于奶具消毒不严格，母乳奶头不洁或喂奶者手指污染所致，也可由于出生时经产道感染，或见于腹泻、使用广谱抗生素、婴儿营养不良、睡眠不足和免疫力低下的婴幼儿。

（4）乳牙早萌 婴儿出生时口腔内已萌出的牙称诞生牙。新生牙是指出生后30天内萌出的牙。

2.婴幼儿的口腔保健内容和方法 父母应充分认识到口腔保健的重要性，从儿童出生后即应开始建立良好的口腔卫生习惯和饮食习惯。口腔医师要为父母提供全面的口腔保健措施、口腔保健咨询和口腔健康评价。

（1）避免致龋菌早期定植 致龋微生物（变异链球菌）的传播主要发生在乳牙萌出阶段，由喂养者通过亲吻、食物嚼碎喂孩子、把奶嘴或勺子放到自己口中试温传播到婴幼儿口腔中。变异链球菌在口腔中定植、生长、繁殖越早，儿童将来患龋的危险性就越大。

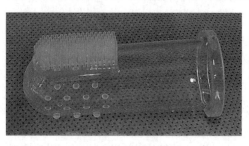

图8-1 指套牙刷

（2）建立良好口腔清洁习惯 ①0～6个月。牙萌出前，应建立每日为婴儿清洁口腔的习惯，在哺乳后或晚上睡前用手指缠上清洁纱布为婴儿清洁口腔。②6个月至1岁。牙萌出后，家长除用手指缠上清洁纱布清洁幼儿口腔及牙面外，也可配合使用乳胶指套牙刷（图8-1）擦洗牙龈和腭部，清除黏附的食物残渣、按摩牙龈。③1～3岁。提倡开始刷牙去除菌斑。此阶段儿童无法独立完成刷牙动作，因此应强调由家长帮助儿童刷牙。当儿童能漱口（约3岁）时可以使用无氟牙膏刷牙，但一定要控制牙膏的用量，每次用量为豌豆大小。

（3）采用正确喂养姿势 无论是母乳喂养还是人工喂养，均应采取正确的喂养姿势。喂奶经常偏于一侧，则该侧面部受压，长期可导致面部双侧发育不对称。喂养时奶瓶不能紧压下颌或过高抬起，避免下颌过度前伸，造成下颌前突畸形。

（4）养成良好饮食习惯 要注意培养儿童建立良好的咀嚼习惯和吞咽习惯，避免食物在口腔中长时间滞留不吞咽。避免随意喂食，应定时定量集中在一段时间内完成进食。除正餐外平时少吃甜食，特别是黏性甜食。睡前不吃零食和甜点。1岁以上应停止使用奶瓶喂养，不在夜间哺乳。

（5）预防乳牙外伤 家长及保育人员应加强对儿童活动时的监护，防止意外跌倒和损伤。发生乳牙外伤后应及时带去医院就诊，请专业医师对伤情做出判定并进行合理诊治，避免不良后果。

（6）定期口腔检查 儿童第一次口腔检查应在第一颗乳牙萌出后的6个月内，或最迟在12个月之前。医生帮助判断儿童乳牙萌出情况并评估其患龋风险，提供有针对性的口腔卫生指导并建立口腔健康档案。定期口腔检查的另一个好处是使幼儿能逐渐熟悉和适应口腔科就诊环境，避免和减少日后口腔科就诊时的恐惧心理。

三、学龄前儿童的口腔保健

学龄前儿童是指3～6岁的儿童。此时大部分儿童已进入幼儿园，有一定的独立性，儿童的动手能力和四肢协调性明显增加，但仍不具备独立的自我口腔保健能力，需要在家长和幼教老师的帮助下完成。

1. 学龄前儿童的口腔健康问题

（1）乳牙龋　3～6岁是儿童乳牙患龋的高峰期。乳牙间的自然间隙易造成食物嵌塞，引起邻面龋。乳牙龋的特点是进展快，早期自觉症状不明显，家长不易发现。严重龋损时可导致乳牙缺失。

（2）乳牙错𬌗畸形　3岁以上儿童如果长期有吮指、吐舌、咬下唇、口呼吸等不良习惯，容易造成上颌前突、牙弓狭窄、牙列拥挤和开𬌗等问题。乳牙期及替牙期的局部障碍也是造成错𬌗畸形的常见因素。

（3）乳牙外伤　随着儿童年龄的增长，运动范围和种类的增多，乳牙外伤的概率也增大，外伤后可能造成面部软组织的损伤，牙齿折断或脱位，还有可能伤及恒牙胚，造成恒牙胚的发育异常。

2. 学龄前儿童的口腔保健内容和方法　学龄前儿童口腔保健主要由家庭口腔保健、幼儿园口腔保健组成。

（1）家庭口腔保健　①建立刷牙习惯。家长应教会儿童正确的刷牙方法，并坚持每日帮助儿童认真、彻底地刷一次牙（最好是晚上），并检查刷牙效果。3～6岁儿童建议在家长的帮助下开始使用牙线。②预防乳牙龋。对于窝沟较深的乳磨牙，要尽早进行窝沟封闭。每半年1次应用局部氟化物，可以有效地预防光滑面龋。另外，要减少零食、甜食的次数。③预防错𬌗畸形。应提高家长对儿童口腔不良习惯危害的认识，给予及时纠正。且出现牙排列不齐、咬合异常等应尽早进行检查，及早矫治。乳牙期最佳矫治年龄为4～5岁。④预防牙外伤。家长要对儿童的活动场所和运动项目有足够的预判，做好儿童的个人防护，在做剧烈运动时应配戴护牙托。⑤定期口腔检查。对于学龄前儿童建议每3～6个月接受一次口腔健康检查，对于口腔疾病做到早发现、早诊断、早治疗。

（2）幼儿园口腔保健　①幼教老师培训。幼教老师应接受口腔专业人员的培训，掌握口腔保健基本知识和口腔护理基本技能等。②儿童口腔保健。组织儿童定期进行口腔检查，并接受专业人员实施的局部用氟防龋措施。③儿童良好习惯建立。膳食要定时定量，尽量减少餐间甜食摄入和次数；每餐后漱口，并教会儿童正确的刷牙方法。④家校配合。通过与家长的及时沟通和密切配合，在幼儿园和家庭形成一个连续的氛围，帮助儿童形成稳固的口腔卫生习惯。

第2节　中小学生口腔保健

中小学时期是口腔健康观念和行为的形成期，也是接受新知识、树立新观念、培养终生口腔卫生好习惯的最佳时期，做好中小学生的口腔保健，会对其一生的口腔健康起到积极作用。

一、主要口腔健康问题

1. 第一恒磨牙龋　第一恒磨牙因其萌出早、矿化程度低，加之𬌗面窝沟较深，极易发生窝沟龋。

2. 青春期龈炎　受内分泌的影响，青春期的青少年易发生青春期龈炎。如有牙齿排列不齐或配戴正畸矫治器者，则菌斑不易去除，更易导致龈炎的发生。

3. 错𬌗畸形　牙列不齐、牙齿拥挤、𬌗关系异常、颌骨异常等是这个年龄段儿童常见的错𬌗畸形表现。

4. 牙外伤　学龄期儿童由于运动量增大，活动项目增多，牙外伤的发生率增加。7～9岁的小学生是牙外伤的高峰期，以前牙为主。如果有上颌前突畸形，牙外伤风险将增大。

二、口腔保健内容和方法

1. 学校口腔保健　应成为学校公共卫生的一项重要工作内容。教育主管部门应该为学校老师提供定期口腔保健培训。口腔专业机构与口腔保健人员应配合教育部门，提供科学规范的培训内容，以确保老师拥有不断更新的口腔保健知识。

学校开展口腔健康教育应与学生的普通教育同步，组织和开展一些促进学生口腔健康的活动，使学生在得到口腔健康知识的同时逐渐建立起口腔健康的观念。还应将口腔健康教育的内容纳入学校的卫生课程，循序渐进地传授口腔卫生知识。学校开展口腔健康教育的方式应根据学生的年龄特点，生活化和科普化，使学生易于接受。

2. 个人口腔保健

（1）保护好第一恒磨牙　对完全萌出达咬合平面且𬌗面深窝沟的第一恒磨牙及时进行窝沟封闭是最佳保护方法。

（2）预防龈炎　预防龈炎的有效方法是有效刷牙并配合使用牙线，清除菌斑。如出现刷牙出血，应查明原因，有牙石者应及时请专业医师进行治疗，且不能因为刷牙出血而停止刷牙。

（3）科学合理摄入糖　控制摄糖的频率比控制摄糖的量更重要；少进食黏性大的含糖食品；睡前刷牙后不再摄入甜食和含糖饮料。

（4）防治错𬌗畸形　有口腔不良习惯的要尽早戒除，必要时可戴功能矫治器；及时治疗乳牙龋，拔除滞留乳牙；养成健康均衡的饮食习惯；由于口腔不良习惯造成的牙颌异常可在替牙𬌗早期（6～9岁）矫治；比较严重的错𬌗畸形，一般在乳牙替换完成后（12～14岁）开始矫治。

（5）预防牙外伤　学龄儿童在参加体育活动和游戏时，建议穿胶底防滑鞋；在进行高强度、高风险运动时应戴头盔、护牙托等防护用具；不用牙齿咬过硬的东西，如坚果壳类等，避免造成牙齿损伤。

第3节　老年人口腔保健

我国正处于人口老龄化快速发展期，老年人保健已成为当今与未来的重要课题。

一、主要口腔健康问题

老年人由于器官功能的减退和全身疾病的威胁，各种口腔疾病均呈现上升的趋势。

1. 牙龈退缩和根面龋　生理性牙龈萎缩造成牙龈退缩，牙间隙增大易发生水平型食物嵌塞，导致根面龋的发生，并可伴发牙本质敏感。老年人由于唾液分泌量减少，自洁作用差，可加重根面龋的进程。

2. 牙列缺损和缺失　随着年龄的增长，缺失牙数逐渐增多。第四次全国口腔健康流行病学调查报告提示，全国65～74岁老年人存留牙对数为8.04±4.90，47.7%的人未能修复缺失牙。

3. 口腔黏膜病和口腔癌 第四次全国口腔健康流行病学调查显示，65～74岁老年人口腔黏膜病异常检出率为6455/10万，口腔癌检出率为26/10万。

4. 牙磨耗和楔状缺损 与不正确的刷牙方法、咀嚼硬性食物及年龄的增加等诸多因素相关。

链接 老年人口腔健康目标

WHO提出的牙齿健康标准是：8020，即80岁的老人至少应有20颗功能牙（即能够正常咀嚼食物，不松动的牙）。2019年国家卫生健康委办公厅印发《健康口腔行动方案（2019—2025年）》，提出到2025年实现65～74岁老年人存留24颗牙的工作指标。

二、口腔保健内容和方法

1. 提高自我口腔保健意识 帮助老年人树立正确的口腔健康观念，消除"人老掉牙"的旧观念。家庭、社会与专业人员应共同关注老年人的口腔健康，针对老年人的心理变化特点、口腔健康需求及普遍存在的口腔健康问题，广泛利用各种大众宣传媒介，有组织、有计划地采取多种形式开展口腔健康宣传教育和口腔卫生指导活动。

2. 保持个人口腔卫生 老年人要结合自身的生理特点及牙、牙周组织的特殊状态，做好日常个人的口腔健康维护。根据牙及牙周健康状况可选择含氟或抗敏感、抑菌抗炎的牙膏使用。可使用牙间隙刷、牙线和牙签清除存留在邻面及牙根面的食物残渣及菌斑。牙签的使用仅限于牙间隙大，有水平食物嵌塞时，提倡漱口、刷牙前后使用牙线。

3. 接受口腔卫生指导 ①有针对性。要根据每个人的特点，如对口腔卫生的态度、动手能力、理解能力等来制订有针对性的口腔卫生指导计划。②循序渐进。应分阶段多次进行，要根据每个人原有的口腔卫生习惯、知识、态度和接受能力等灵活地将相关内容分次进行讲解。③有评价。要有相应的客观指标来评价指导后的口腔卫生维护情况，如利用菌斑显示剂来观察刷牙前后菌斑的清除程度及效果。

4. 及时修复缺失牙 不论失牙多少，都应及时在正规医疗机构进行义齿修复。修复缺失牙一般在拔牙2～3个月后进行。活动义齿要注意日常护理，若有疼痛等不适，应及时就诊。

5. 定期口腔检查 一般口腔检查最好半年一次，至少也应1年检查一次。检查内容包括龋病、牙周病、口腔黏膜状况等。

第4节 残疾人口腔保健

残疾人作为一个特殊的群体，由于生理和心理因素，生存条件、致残程度和伤残类型等差别，具有口腔健康重视程度低，口腔疾病患病率高，口腔保健及治疗率低的特点。

一、残疾人的主要口腔健康问题

根据残疾的类型、残疾年龄和残障程度，残疾人主要的口腔健康问题是龋病和牙周病。常出现多颗牙的龋损、牙髓炎和根尖病变；牙面软垢和菌斑堆积集聚，牙龈炎症明显。由于残疾人口腔疾病不易早期发现、临床体征不明显，对残疾患者的口腔检查、临床诊断和治疗要更有耐心，更全面细致。

二、残疾人的口腔保健内容和方法

残疾人因身体残障可能无法自己实施口腔清洁，口腔健康维护需要在亲属、护理人员的配合和帮助下完成。伤残的类型、生活自理能力、个人文化程度和生活饮食习惯等差别，决定了口腔疾病的预防效果。残疾人，尤其是残疾儿童是口腔保健的重点人群。

1. 残疾儿童刷牙　对于不能自己完成刷牙行为的儿童，需要在家长的帮助下刷牙。可根据具体情况，选择一种容易操作的舒适体位和姿势，如坐在儿童后面、儿童头部躺在帮助者膝部等（图8-2）。对于张嘴困难的儿童，可用纱布缠上压舌板放在上下牙列之间，以方便进行操作。

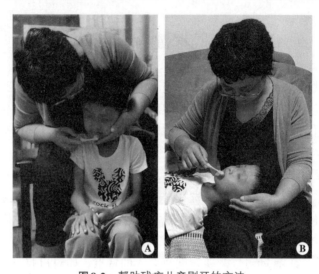

图8-2　帮助残疾儿童刷牙的方法
A. 帮助者在儿童后面；B. 儿童头部躺在帮助者膝部

2. 口腔保健用品的选择

（1）改装牙刷柄　根据特殊需要将市售牙刷的刷柄改装后，使其容易握持。如在牙刷柄安装一条较宽的弹力带或尼龙带，或者用海绵、橡皮包裹加厚。

（2）电动牙刷和冲牙器　使用一般牙刷维护口腔卫生有困难的残疾人，可推荐使用电动牙刷（图8-3），减轻为残疾人刷牙的疲劳。冲牙器（图8-4）可把滞留在口腔内的大块食物碎屑冲走，可用于重症残疾人的日常口腔清洁。

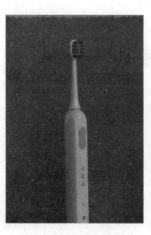

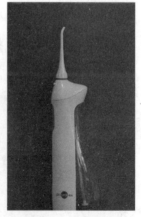

图8-3　电动牙刷　　　　**图8-4　冲牙器**

3. 口腔保健服务　口腔专业人员和基层社区卫生服务人员应定期为残疾人进行口腔卫生指导；使用含氟牙膏、含氟漱口水或由专业人员定期开展局部涂氟措施；对于牙面窝沟深的第一恒磨牙者尽早进行窝沟封闭；尽量减少甜食的摄取量和频率；每半年到1年为残疾人进行一次口腔检查，发现问题及时处理。

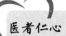
医者仁心　　　　　　　　**没有什么比解决病人所需更重要的事情**

　　军事口腔医学国家重点实验室主任、中国工程院院士的赵铱民教授，创立了智能化颜面缺损仿真修复及快速制作技术体系，建立了系统的颌骨缺损后咀嚼功能重建技术，发明了自主式口腔种植机器人，创建并促进了中国颌面赝复学发展，推动该学科跻身于国际领先水平，研制出"智能化战创伤模拟人"，建成了具有国际影响力的口腔医学博物馆。"对一个医生来说，没有什么比解决病人所需更重要的事情。我们的工作就是从临床中发现问题，并努力解决这些问题。"这是赵铱民院士从医的感悟，也是他对自己的要求。

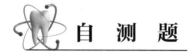

自 测 题

单选题

1. 关于妊娠期口腔治疗的描述，正确的是（　　）
   A. 尽量选择在孕后期进行口腔治疗
   B. 绝对禁止进行X线检查
   C. 选择在孕中期进行口腔治疗相对安全
   D. 妊娠前期可以进行阻生齿的拔除
   E. 首选药物治疗

2. 乳牙期最佳矫治年龄是（　　）
   A. 1～2岁　　　　　　B. 2～3岁
   C. 4～5岁　　　　　　D. 6岁
   E. 8岁

3. 家长给幼儿刷牙时，每次使用牙膏的量要控制在（　　）
   A. 蚕豆大小　　　　　B. 豌豆大小
   C. 绿豆大小　　　　　D. 大米大小
   E. 小米大小

4. 对3岁幼儿家长做口腔健康知识宣教时，可以建议每间隔多长时间给幼儿做一次口腔健康检查（　　）
   A. 1个月　　　　　　B. 6个月
   C. 9个月　　　　　　D. 1年
   E. 2年

5. 根据我国具体情况，残疾人的口腔保健应从以下几个方面进行，除外（　　）
   A. 使用牙线
   B. 特殊口腔护理
   C. 早期口腔卫生指导
   D. 氟化物和窝沟封闭
   E. 选择合适的口腔保健用品

（李　红）

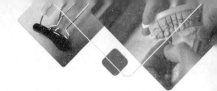

第9章
口腔健康教育与口腔健康促进

口腔健康教育和口腔健康促进在口腔预防医学领域越来越受到重视。通过政府部门动员全社会的力量，营造有益于口腔健康的环境，传播口腔健康的信息，提高人们口腔健康的意识和自我口腔保健的能力，改变不健康的行为和生活方式，从而达到提高全民口腔健康水平，预防和控制口腔疾病，增进全身健康的目的。

第1节　口腔健康教育与口腔健康促进的概念

一、口腔健康教育的概念

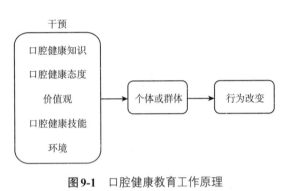

图9-1　口腔健康教育工作原理

（一）概念

口腔健康教育是通过口腔保健知识和技术的传播，鼓励人们建立正确的口腔健康意识，提高自我保健能力，主动采取有利于口腔健康的行为，终生维护口腔健康。

口腔健康教育是为了增长人们的健康知识，使人们理解、接受并能付诸实践，通过行为矫正、口腔健康咨询、信息传播等方式，调动人们的积极性，建立有利于口腔健康的行为（图9-1）。

（二）原则

1. 教育信息的科学性和准确性　在传播口腔健康信息时应慎重，防止不准确的信息误传。如在有关"六龄牙"的科普文章中，指出"六龄牙"的解剖特点是咬合面的窝沟容易积存菌斑，但又写到"六龄牙萌出后常因刷牙不认真而发生龋坏"。而事实上，单靠刷牙达不到预防龋坏的目的，因为牙刷毛不能进入窝沟清除菌斑。最好的预防方法是在第一恒磨牙萌出后尽早做窝沟封闭，同时提倡使用氟化物。

2. 教育材料的通俗性和趣味性　如儿童牙齿保健知识的材料应配有图片、拼音、儿歌、动画和游戏；向中学生讲解龋齿的形成时，可以利用化学知识说明脱矿的过程；向公众讲解牙齿结构时，可以将牙齿比喻为大树，而牙周组织就是包埋树根（牙根）的土壤；通过网络传播直观、易懂的多媒体动画，也能起到良好的效果。

3. 口腔健康教育方法和内容的针对性　结合当地文化教育、经济发展状况与人群患病情况，根据影响健康行为的心理、社会和文化因素，个人或群体对口腔健康的要求、兴趣等，口腔健康教育的内容应各有侧重。

二、口腔健康促进的概念

（一）概念

口腔健康促进（oral health promotion）是指为改善环境使之适合于保护口腔健康或使行为有利于

口腔健康所采取的各种行政干预、经济支持和组织保障等措施。

口腔健康促进是要提供广泛的社会和环境干预，通过消除危险因素、防治口腔疾病，提高大众口腔健康管理能力，从而维护口腔健康，提高生活质量。

口腔健康促进有很多具体的预防和干预措施，如调整自来水含氟浓度和推荐含氟牙膏的应用以及推广使用窝沟封闭、控制含糖食品、采用糖代用品等。在社区开展有指导的口腔卫生措施并提供符合标准的口腔保健用品也属于口腔健康促进范围。

（二）原则

1. 一级预防是基础　一级预防是在疾病发生前所进行的预防工作，这是口腔健康促进的基础，也是主要任务。

2. 行政和行业部门是主导　重视发挥行政和公共卫生机构的主导作用。如中共中央国务院2016年印发的《"健康中国2030"规划纲要》和国家卫生健康委办公厅2019年印发的《健康口腔行动方案（2019—2025年）》都对口腔健康促进项目提供了政策支持。

3. 重视社区口腔健康促进　"以群体为对象，以健康为中心"，创造支持性环境，为居民提供口腔保健信息和技能是口腔健康促进的重要任务。

（三）内容

1. 口腔健康教育　是口腔健康促进的核心组成部分。没有相应的口腔健康教育，口腔健康促进项目则难以持久与深化。如在学校开展有效刷牙去除菌斑项目，配合有关刷牙的健康教育，如刷牙的目的、含氟牙膏与牙刷的选择、有效清除牙菌斑的方法等，通过刷牙前后菌斑染色的自我检查，可以加深学生的理解和认识。

2. 口腔健康保护　包括行政职能和财政支持以及相关的政策法规等，目的在于促进健康和预防疾病。

3. 口腔疾病预防　以口腔疾病的一级预防为基础，阻止疾病的发生和发展是口腔健康促进的主要任务。

以全国儿童口腔疾病综合干预项目为例，国家卫生健康委员会、财政部支持在项目地区建立儿童口腔卫生工作机制，对适龄儿童开展口腔健康教育活动，并进行口腔健康检查、局部用氟和窝沟封闭等干预措施，对基层口腔卫生专业人员进行培训，建立一支基层口腔保健的队伍。

第2节　口腔健康促进的任务和途径

一、口腔健康促进的任务

1. 制定政策　制定有效的公共卫生政策，预防有上升趋势的高危因素。对相关科学研究给予支持，加强口腔信息监测系统建设，完善各地网络互联互通渠道。

2. 加强合作　加强国际、国内和各级部门间的合作，增强控制口腔危险因素的能力，提高公众对口腔健康的认知程度和口腔疾病预防意识。

3. 协调行动　在口腔健康促进行动中协调政府部门、社会团体和社区个人的行动以提高全民口腔健康水平。

4. 实施项目　组织实施各种社区口腔健康促进项目，项目要重点关注社会特殊群体（妇幼、儿童、残疾人和老年人等）。

二、口腔健康促进的途径

（一）全民途径

在社区中开展口腔健康促进活动时，选择的预防措施可以使得该社区所有人群都能从中获益。如通过调整自来水中氟的浓度达到适宜水平，使社区中每个人都能从自来水氟化项目中获得预防龋病的益处。推广使用含氟牙膏，也能对全人群起到预防龋病的作用。

（二）共同危险因素途径

许多不利于健康的因素，如不健康的饮食习惯和不良的卫生习惯不仅是口腔健康的危险因素，也是其他慢性病的危险因素，比如过量摄入甜食、吸烟等，需要口腔医务人员与其他专业医务人员一起采取控制和改变这些共同危险因素的措施，促进人们的口腔健康和全身健康（图9-2）。《中国居民膳食指南（2016）》中就明确指出，"控制添加糖的摄入量，每天摄入不超过50g，最好控制在25g以下"。

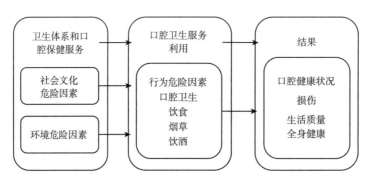

图9-2 共同危险因素控制途径流程图

（三）高危人群途径

人群中每个个体发生龋病的危险性是不同的，在开展口腔健康促进活动时，可选择针对龋病高危人群的预防措施和方法，预防和控制高危人群的龋病，从而提高整个人群的口腔健康状况。如对有深窝沟的适龄儿童进行窝沟封闭预防龋齿。

第3节　口腔健康教育的任务和方法

一、口腔健康教育的任务

（1）提高全民口腔预防保健的知识水平，增强口腔保健意识和自我保健能力，建立口腔健康行为。

（2）争取各级行政领导与卫生行政领导的支持，以便合理分配有限的资源，制定方针、政策，推动防治方案顺利进行。

（3）深化口腔健康教育内容，扩大教育面。增强卫生、医疗人员的口腔预防知识，强化口腔健康教育意识，提高口腔健康教育的能力。

（4）引起社会各方面人员对口腔健康问题的关注，为寻求口腔预防保健资源做准备。

（5）传递最新的科学信息，积极应用、推广新的口腔保健措施。

二、口腔健康教育的方法

针对不同情况，口腔健康教育一般采取以下4种方法，各有优势和不足，不能互相取代。应根据不同的环境和情况选择不同的方法，才能取得较好的教育效果。

（一）借助大众传媒

通过报刊、杂志、电视、电影、广播、网络、街头展板与宣传橱窗等传播口腔健康信息，反复强化公众已有的口腔卫生知识，干预不健康的行为。大众传媒的优点是覆盖面广，能较快地吸引公众注意力。随着网络传播媒介的发展、升级，微博、微信公众号、短视频和直播等多种掌端平台在口腔健康教育中也起到越来越重要的作用。在历年全国爱牙日活动中，通过发挥大众传播媒介的作用，不同宣传主题的口腔健康教育活动都取得了良好效果。

（二）组织社区活动

以街道、乡镇、社会团体和单位（企业、学校、机关）为基本单元开展活动，可以根据参与者的共同特点，进行有针对性的口腔健康教育，提高人们对口腔健康的认识，产生关注和改善口腔健康的愿望，强化口腔健康服务资源的利用。

（三）组织小型讨论会

小型讨论会有社区座谈会、专家研讨会、专题讨论会、听取群众意见会等形式，既是健康教育的方式，也是调查研究的方式。参加者除口腔专业人员、决策者之外，应广泛吸收不同阶层的群众。如在学校开展某项口腔保健项目，应该请校长、教师、家长与学生代表共同参加讨论。

（四）个别交谈

口腔专业人员就口腔健康问题与预防保健问题与就诊患者、儿童家长、社区保健人员等进行交谈、讨论。此方式是双向的信息交流，交谈的针对性强，讨论比较深入，效果也好。如患者就医时的椅旁教育，不只是医生单向传授知识，而是有问有答的交流。在交谈中，医生或保健人员应该是他们的良师益友，而不是以教育者自居。

第4节 口腔健康教育计划、实施与评价

一、口腔健康教育的计划

开展口腔健康教育前，需要明确口腔健康教育面向的人群、针对的问题、预期达到的目标、计划通过何种形式进行。

（一）确定与口腔健康有关的问题

可以从五个方面发现问题：①调查有关的社会问题（如个人收入、文化教育率与教育水平等）；②分析流行病学调查资料和病案材料（如发病率、患病率、有关口腔健康问题的分布和范围）；③确定有关的文化背景和社会行为问题（如目标人群的一般状况资料；关于自我保健措施与疾病症状的知识、态度与实践等）；④确定口腔健康教育的问题；⑤确定有关口腔健康的管理问题。

（二）制定口腔健康教育的目标

制定口腔健康教育可以达到的阶段目标，要切合实际以便检查评估。如进行有关自我保健措施的口腔健康教育，可以通过知识知晓率、得分等指标来评估口腔保健知识的掌握情况。

（三）选择实现目标的策略

确定需要学习的内容和教育方法以及规范科学的教材，组织者与学习对象一起来学习。根据目标人群的不同，选择适合的教育方法。若面向幼儿，要选择卡通化、活泼、趣味性高的内容，辅以动画片、卡通剧等形式；若面向学生，可以采用统一、规范、科学的指导用书；若面向社会大众，就要善于利用大众传媒。

二、口腔健康教育的实施

国家卫生健康委与中华口腔医学会、中国牙病防治基金会结合"9·20全国爱牙日"，自2016年起开展了"口腔健康，全身健康"项目。充分利用大众媒体和新媒体，将宣传、教育的重点放在口腔健康知识的普及，同时强调口腔健康与全身健康的关系，以提高大众口腔健康科学素养和自我口腔保健的能力。活动内容：①发布八条《"健康口腔"行动宣言》；②举行义诊、咨询、讲座等主题活动；③推出系列主题科普短视频；④邀请专家进行爱牙日系列直播节目。

中华口腔医学会自2015年起设立"口腔健康教育规范化研究"项目，先后设计、制作了针对六个年龄组（孕产妇及婴儿、学龄前儿童、小学生、中学生、中年人和老年人）的口腔健康教育讲稿，并在此基础上出版了《口腔健康，一生关注》全生命周期口腔保健指导用书。指导用书按照教案、教学内容、课后练习的形式编排，集知识性、趣味性、可读性为一体，对增强大众的口腔保健知识、改善大众的口腔健康行为、提升大众的口腔健康水平有重要作用。同时，在全国各地培训志愿者，利用指导用书进行学龄儿童的口腔健康教育活动。

三、口腔健康教育的评价

口腔健康教育的评价就是了解教育信息是否得到有效传递，是否被受教育者接受和理解并采取了某些行动，是对教育结果的一个价值判断（表9-1）。

表9-1 口腔健康教育评价示例

研究对象	口腔健康教育内容	评价内容	评价结果
174名10岁儿童	观看儿童口腔科普短剧，5分钟正确的刷牙方法示教，互动问答	1个月、6个月后评价口腔保健知识、态度、行为的调查问卷得分和正确率	干预后，调查问卷得分显著提高，回答正确率显著提高
354名幼儿园中班儿童及家长	对照组：召开1次家长会进行口腔健康教育；试验组：通过微信公众号、微信群进行持续口腔健康教育	6周后评价口腔健康知识知晓率、口腔卫生行为和儿童全口牙菌斑指数	两组家长的口腔健康知识知晓率均高于干预前，两组儿童的口腔卫生行为持有率高于干预前；试验组儿童的菌斑指数低于干预前，且低于对照组，对照组儿童的后牙菌斑指数低于干预前
512名12～13岁中学生	1组：30分钟口腔健康讲座；2组：15～30分钟个别访谈；3组：15～30分钟个别访谈，龋病风险评估	6个月、12个月后评价口腔健康态度、口腔健康行为、菌斑指数、龋齿增长率	2组和3组的口腔健康态度更积极，更能降低食糖频率，增加刷牙次数，龋齿增长率更低；3组的菌斑指数更低

（一）评价的步骤和方法

在口腔健康教育之前了解个人与社区的口腔健康需求，收集、整理和分析相关流行病学的基线资料。在教育期间，了解项目进展情况，获取反馈信息，适当调整项目的实施。在教育之后评价教育的效果，改进和完善教育项目。

评价方法可以是问卷调查、自我评价、个别访谈等，对收集的资料进行统计学分析后，做出总结报告并给出结论。

使用调查问卷进行评价时，问卷设计应注意准确性，以免统计分析时造成困难，如在问刷牙时，不要设计"天天刷、经常刷、偶尔刷、不刷"。因为"天天刷"与"经常刷"的界限不清，"偶尔刷"与"不刷"也不好区别，所以可设计为"每天早晚1次，每天早上1次，每天晚上1次，每周2～3次，不刷"，这样对刷牙行为调查较为准确。问卷调查的抽样方法均应遵照流行病学调查原则，如果目标人群文化水平低，可采取个别访问式调查，然后由调查员代笔。

（二）评价的基本内容

1. 口腔健康意识的变化　口腔健康意识是人们对有关口腔健康问题的一种思维、感觉和心理上的综合反应，一般体现在对口腔健康问题察觉后的反应，如对口腔医疗保健的需求、对口腔健康教育信息的需求等方面的变化。

2. 口腔健康知识的变化　口腔健康知识是促进行为改变不可缺少的因素，是对口腔健康信息学习的过程。知识是行为的基础与动力。如进行龋病有关的知识普及时，可以检查有关问题的回答正确率等。

3. 对口腔健康问题所持态度的变化　态度是行为改变的准备状态，是对人、对事、对物的评价。一般常选一对反义词来判断，多用"喜欢、不喜欢""热爱、不热爱""相信、不相信"。这种方法可以对口腔健康教育项目、预防措施、口腔健康教育者的工作等做出评价、观察群体态度的变化。

4. 口腔健康行为的变化　行为是对知道并相信的东西付诸行动，坚信口腔健康科学知识的人，无疑会促进健康行为的形成。但知而不行的现象也普遍存在，说明从知到行之间有十分复杂的心理变化，受多种因素的影响。帮助受教育者认识这种情况，促进愿望与行为一致是一项重要的健康教育任务，也是健康教育的难点所在。

口腔健康教育是口腔健康促进的核心组成部分，在具体实践中，应根据目标人群的不同，口腔健康教育的内容各有侧重，并选择适宜的口腔健康教育方法。改变人们对口腔健康的"知识、信念、行为"是口腔健康教育的最终目的。

自 测 题

单选题

1. 以下哪项不是口腔健康教育的原则（　　）
   A. 科学性　　　B. 通俗性　　　C. 艺术性
   D. 趣味性　　　E. 实用性
2. 口腔健康促进的内容不包括（　　）
   A. 口腔健康指导　　　B. 口腔健康教育
   C. 口腔健康保护　　　D. 口腔疾病预防
   E. 口腔疾病治疗
3. 口腔健康教育的方法不包括（　　）
   A. 借助大众传媒　　　B. 组织社区活动
   C. 组织小型讨论会　　D. 个别交谈

E. 问卷调查

4. 以下哪种方法不属于口腔健康促进（　　）
   A. 推广使用电动牙刷　　B. 自来水氟化项目
   C. 推广使用含氟牙膏　　D. 提倡控制添加糖的摄入量
   E. 有深窝沟的适龄儿童进行窝沟封闭
5. 以下哪项不是口腔健康教育的评价内容（　　）
   A. 口腔健康意识的变化
   B. 口腔健康知识的变化
   C. 口腔治疗花费的变化
   D. 对口腔健康问题所持态度的变化
   E. 口腔健康行为的变化

（王思斯）

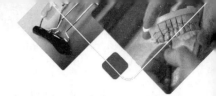

第**10**章
社区口腔卫生服务

第1节 社区卫生服务概述

一、社区和社区服务

（一）社区

1. 定义 社区是人类社会群体在特定时期、特定地区、特定的社会结构中，具有相同的文化传统和价值观念，共同感觉到是一个具有相对独立和一定自治性的社会实体。

2. 类型 社区有两种类型：地域型社区和功能型社区。地域型社区又称为生活社区，是以地理范围为基础的，在结构上是一个地理和行政区划的局部区域，由不同的个体或家庭生活在彼此相邻的空间，形成共享公共资源及相互依存的关系，是一个社会实体。功能型社区则不是因为生活空间的相邻，而是不同个体因为某种共同特征而形成相互联系的机构或组织，如单位、学校等。一个地域型社区可以包含一个或多个功能型社区。

3. 要素 社区应具备5个最基本的构成要素：①人群是第一要素，必须具备一定数量，是构成社区活动的基础；②地域是社区存在的自然环境条件；③生活服务设施如学校、医院、超市、体育场地等，是衡量社区发达程度的重要标志；④社区文化是社区人群特有的精神和物质生活方式；⑤生活制度和管理机构。

（二）社区服务

1. 定义 社区服务是指在政府的统筹规划与指导下，以社区组织为主体或依托，发动和组织社区内的成员，建立完整的服务网络，开展互助活动，为人们提供物质生活和精神生活的各种社会福利和社会服务。

2. 主要特点 社区服务的主要特点包括地域性、福利性、资源互助性、多样性、差异性、补充性和专业性。

3. 主要功能 社区服务的主要功能包括排忧解难功能、稳定社会功能和参与的功能。

二、社区卫生服务

（一）定义

社区卫生服务是在政府领导、社会参与、上级卫生机构主导下，以基层卫生机构为主体、全科医生为骨干，合理利用社会资源和医疗技术，以人的健康为中心、需求为导向、家庭为单位、社区为范围，以老年人、妇女、儿童、慢性病患者、残疾人等为重点，以解决社区主要卫生问题、满足基本卫生服务需求为目的，集预防、医疗、保健、康复、健康教育为一体的，经济、有效、方便、综合、连续的基层卫生服务。

（二）服务对象

1. 健康人群 通过对健康人群系统检测和评估可能发生疾病的危险因素，帮助人们进行有针对性地预防性干预，实现维护健康的目的。

2. 亚健康人群 表现为体力降低、反应能力减退、适应能力下降等，主要包括老年人、长期精神压力大的人和有不良生活饮食习惯的人等。

3. 高危人群 包括两类：一是高危家庭的成员，如单亲家庭、吸毒酗酒家庭等；二是具有明显危险因素的人群，如不良生活方式人群、某些疾病特定高发人群等。

4. 患者 已经确诊为某种或多种疾病的人群。

5. 重点保健人群 指由于各种原因需要在社区得到系统保健的人群，如老年人、儿童、孕产妇、残疾人、精神病患者等。

（三）特点和内容

1. 特点 社区卫生服务以健康为中心，以社区为基础，以家庭为单位，以基层医疗、预防、保健为主体，提供人性化、综合性、连续性和可及性服务，开展团队合作式服务。

2. 内容 开展健康教育、预防、保健、修复和一般常见病、多发病的诊疗服务等。

（四）社区卫生服务的方式

1. 以患者为中心的个体化服务 包括门诊服务、出诊或家庭病床服务、社区内的急救服务、会诊服务、电话咨询、长期看护、临终关怀、医疗器具租赁等便民服务。

2. 以社区为导向的基层医疗服务 是一种将社区和个人的健康保健结合在一起的基层医疗实践，重视社区、环境、行为等因素与个人健康的关系，将以个人为单位、治疗为目的的基层医疗与以社区为范围、重视预防保健的社区医疗两者有机地结合并融入。

第2节 社区口腔卫生服务

一、社区口腔卫生服务的概念

1. 概念 口腔卫生服务是社区卫生服务的组成部分之一，以社区人群为服务对象，其目的是降低个体口腔疾病患病风险，维护口腔健康，改善与提高口腔健康状况，主要依托社区卫生服务机构，积极动员社区内所有成员和社会力量共同参与，为社区居民提供最基本的口腔疾病预防和诊疗的卫生服务。其主要任务包括：①提高人群口腔健康水平；②提供基本口腔卫生服务；③营造口腔健康社区；④保证区域卫生规划的实施；⑤完善社区口腔卫生服务机构的功能。

2. 社区口腔服务与临床口腔服务的区别（表10-1）。

表10-1 社区口腔服务与临床口腔服务的区别

区别	社区口腔服务	临床口腔服务
形式	专业团队对人群	个人对个人
重点	预防	治疗
方法	采取信息收集、统计、分析等社区诊断	询问病史、口腔检查等临床诊断
措施	基本公共卫生服务和基本医疗服务	专业性的医疗服务
目标	维护人群口腔健康水平	恢复个体口腔健康和功能
投入	成本效益比较高	花费昂贵，社会效益小
理念	符合卫生服务均等化	比较难达到均等化要求
态度	群体主动参与	个体被动参与

二、社区口腔卫生服务的策略

（一）初级卫生保健

1. 原则　成本效益，卫生资源的投放以地区发病率较高的疾病预防和卫生保健工作为主；社会公正，人们接受卫生服务的机会必须是均等的；社区参与，提高社区群众自我保健能力；部门协作，卫生部门协调其他部门共同行动。

2. 内容　包括4点，即促进健康，预防疾病，及时治疗，康复防残。

（二）初级口腔卫生保健

1. 基本概念　初级口腔卫生保健是在个人积极参加和社会参与的基础上，通过社区卫生工作者或口腔卫生工作者的实践，提供最基本的口腔卫生保健服务，使全体社区成员都能享有的一种基本卫生保健。

2. 原则　初级口腔卫生保健五项原则，见表10-2。

表10-2　初级口腔卫生保健五项原则

原则	解释
平等分配	服务于社会各阶层，全民受益
社会参与	社区和群众人人参与
多方合作	政治、经济、文化、生产各领域共同承担责任，各部门协调努力
适宜技术	适合当地的情况，切实可行，效果可靠
重点预防	教育群众，自我保护，预防口腔疾病的发生

3. 基本内容

（1）口腔健康教育与促进，针对社区常见口腔疾病预防的知识、方法进行教育与指导，广泛动员社会成员积极关注与投入，倡导"每个人是自己健康的第一责任人"和"家长是孩子口腔健康的第一责任人"的理念。

（2）食品选择与营养指导，选择有益于口腔健康的食物，强调减少含糖饮料、高糖食品摄入，推进公共场所禁烟，对长期咀嚼槟榔等高危行为进行干预等。

（3）倡导有益口腔健康的行为习惯与生活方式，戒除烟酒嗜好，纠正不良习惯等。

（4）适当调节饮水含氟量有利于牙健康。

（5）妇幼口腔保健和老年人口腔健康管理。

（6）常见口腔疾病的适当处理。

（7）提供基本口腔保健用品。

（8）在工作与生活场所防止环境受污染以利于口腔健康。

（9）建立口腔保健卡，定期为群众进行口腔健康检查，并安排就近就医，及时治疗。

（三）社区口腔卫生服务与初级口腔卫生保健的关系

社区口腔卫生服务是提供初级口腔卫生保健最有效的途径，是实现初级口腔卫生保健目标的基础环节。社区口腔卫生服务是初级口腔卫生保健的载体，是实现人人享有初级口腔卫生保健目标的基本途径，通过社区口腔卫生服务工作，可以顺利实现初级口腔卫生保健工作的目标。发展社区口腔卫生服务是一种具有中国特色的基层口腔卫生服务。

三、社区口腔卫生服务的程序

（一）拟定社区口腔卫生计划

社区口腔卫生计划是以解决社区主要口腔卫生问题，满足基本口腔卫生服务需求为目的制定的社区口腔卫生目标和实现该目标的方法，是实施社区口腔卫生工作的依据。

1. **确定计划的目标** 一是产出物目标，如口腔疾病患病率改善情况、口腔健康知识知晓率和行为改善情况等；二是工作目标，如口腔卫生服务实施的经费预算、完成时间等。

2. **确定计划的内容** 计划的内容包括10个方面：实施范围、实施时间、实施成本、质量控制、人力资源、有效沟通、风险处理、采购、整体管理、效果评价。

3. **制订工作计划** 口腔卫生专业人员在制定计划过程中，要把重点放在技术指标上，但也不能忽略口腔卫生服务工作中的健康教育、组织发动、部门协调、风险应急等方面。

（二）实施社区口腔卫生服务

1. **实施的步骤** 包括实施准备、实施过程、收尾、验收。

2. **实施的内容**

（1）社区口腔健康教育 口腔疾病的健康教育主要是教育群众消除对口腔疾病的无知和误解，使群众了解常见口腔疾病是可防可治的，落实综合性防治措施。

社区口腔健康教育内容包括：普及口腔疾病防治知识；主动定期接受口腔健康检查，积极接受口腔预防服务；改变不良口腔行为习惯；普及牙刷、牙线的使用方法。

（2）社区口腔疾病监测 一般每3~5年进行一次，其内容包括口腔疾病危险因素监测，如吸烟、口腔卫生习惯、甜食习惯、喂养习惯、口腔健康知识知晓情况、口腔就医行为等；口腔疾病发病或患病监测，如龋均、患龋率、牙周病情况、口腔黏膜情况等。

（3）社区口腔预防 坚持三级预防策略，以一级预防为主要内容，注重公共卫生与个体口腔疾病预防相结合，对不健康行为进行早期干预，提高居民自我保健能力。采用适宜的口腔疾病预防技术，包括定期口腔健康检查、局部用氟、窝沟封闭、非创伤性充填、预防性树脂充填和龈上洁治术等。

（4）社区口腔医疗 以门诊为主要形式，提供一般口腔常见病、多发病和易诊断明确的口腔疾病的医疗服务、口腔急症处理，并对疑难口腔疾病提供转诊服务。

社区口腔卫生服务还包括社区口腔保健、社区口腔康复和社区口腔卫生信息管理等。预防口腔疾病是社区口腔卫生服务的中心工作。口腔疾病的防治属于一项综合性、系统性的工程，需要多个部门的相互配合与支持，只有实现社区口腔卫生工作的不断发展与完善，口腔保健服务才能健康稳定发展，促进社区居民口腔健康。

（三）评价社区口腔卫生服务

1. **概念** 社区口腔卫生服务评价是以社区口腔卫生服务规划目标和计划为标准，对社区口腔卫生服务的质量、服务的效果、社会效益和经济效益进行的综合分析评估，是社区口腔卫生服务全过程的评价。

2. **意义** 评价社区口腔卫生服务项目的价值及可行性、推广性；评价口腔卫生服务的进展及目标实现度，探讨今后工作方向和重点；分析社区居民口腔卫生服务需要和需求量，评价居民口腔卫生服务满意度；分析提供口腔卫生服务的数量和质量，探讨影响服务利用的因素；对服务产生的社会效益和经济效益作出评价；为制定适宜的社区口腔卫生服务计划及科学决策提供依据。

3. **基本程序** 主要包括确立标准、获取资料、分析资料。

4. 评价内容　主要包括：①社区居民的口腔卫生服务需要和需求，分析不能满足和需要变化的原因及影响因素；②社区口腔卫生服务利用，如定期口腔健康检查的情况，主动寻求口腔预防服务的情况、口腔疾病诊疗情况；③口腔卫生资源，包括人力、财力、物力、服务能力和信息等多方面；④工作过程评价，工作或内容的数量、质量、进度，服务后的结果和影响等；⑤态度评价，居民和口腔卫生工作者对社区口腔卫生服务态度的影响因素；⑥效益评价，包括直接成本和效益、间接成本和效益；⑦效率评价，项目的成果与花费的人力、物力、财力和时间之间的比较分析；⑧效果评价，评价社区口腔卫生服务的方法是否有效，以及有效方法是否能为社区居民接受。

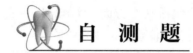

自 测 题

单选题

1. 社区口腔卫生服务实施的内容不包括（　　　）

　　A. 口腔健康教育　　　　B. 口腔预防

　　C. 口腔医疗　　　　　　D. 口腔保健

　　E. 口腔肿瘤切除手术

2. 社区口腔健康教育不包括（　　　）

　　A. 监测社区患龋率

　　B. 改变不良的口腔行为习惯

　　C. 普及口腔疾病防治知识

　　D. 普及牙刷、牙线等的使用方法

　　E. 积极接受口腔预防服务

3. 社区口腔卫生服务对象是（　　　）

　　A. 城镇居民　　　　　　B. 乡村居民

　　C. 国家人民　　　　　　D. 社区居民

　　E. 社会

4. 社区口腔保健的中心工作是（　　　）

　　A. 口腔健康调查　　　　B. 口腔问卷调查

　　C. 口腔疾病预防　　　　D. 口腔疾病的早期治疗

　　E. 口腔功能的恢复

（刘泽念）

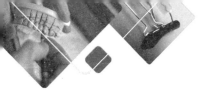

第11章
口腔医疗保健中的感染与控制

口腔诊疗的特殊性使空气中极易产生微小飞沫和气溶胶，患者和医务人员长期暴露于含有致病微生物气溶胶的环境中，极易发生感染。这就要求口腔医务人员必须做好充分的防护才能保护患者和自身免受危害。

第1节　口腔医疗保健中的感染传播及感染疾病

一、口腔医疗保健中的感染源

感染源是指病原微生物生存、繁殖并可污染环境的宿主或场所。口腔诊疗中的感染源包括患者或病原体携带者、污染的环境以及污染的口腔医疗器械。

1. 患者或病原体的携带者　口腔临床的病原微生物来源于急性传染病患者、潜伏期感染者以及已知或未知的病原体携带者，其中无明显临床症状的病原体携带者更易造成交叉感染。

2. 污染的环境　当使用高速涡轮手机、超声波洁牙机、三用枪等仪器时会喷出水雾。若水雾在口腔诊室中的物体表面停留，且其中混有病原体携带者的血液和唾液，则容易造成交叉感染等。

3. 污染的口腔医疗器械　医护人员在整理或使用污染的口腔医疗器械时容易被尖锐的口腔器械损伤出血，则可引起感染。如果未经严格的消毒灭菌的口腔器械又用于其他患者，则可引起患者间的感染。

二、口腔医疗保健中的感染途径

感染途径指病原体从感染源排出后，经过一定方式再侵入其他易感者的途径。口腔医疗保健中的主要感染途径包括接触传播、飞沫传播和空气传播。

（一）接触传播

接触传播是指通过接触而传播疾病，分为直接接触传播和间接接触传播。直接接触是指身体表面直接接触血液或其他血液污染的液体（如唾液）。间接接触是指易感宿主和受污染的中间物发生接触，如受污染的器械、针头、钻针、敷料及其他物品，或者医务人员被污染且未清洁的手、手套等。

（二）飞沫传播

飞沫（粒径＞5μm）主要产生于咳嗽、打喷嚏、说话和使用高速涡轮手机等情况。在感染源与宿主之间接触距离较近（1m以内）的状况下会有飞沫传播发生。

（三）空气传播

空气传播指的是通过含有病原微生物的空气飞沫核（粒径≤5μm）尘埃颗粒传播。微生物能通过气流广泛分散，随气流漂浮到较远处，能被远离感染患者的易感宿主吸入引起感染。

三、口腔医疗保健中的易感人群

易感人群是指对某种疾病或传染病缺乏免疫力的人群。易感性高低取决于人群中每个个体的免疫水平。免疫状态、激素水平、糖尿病等都可以影响一个人对病原体的易感水平，因而增加感染的危险性和严重性。

四、口腔医疗保健中的感染性疾病

（一）艾滋病

1. 流行现状　艾滋病即获得性免疫缺陷综合征，由人类免疫缺陷病毒（human immunodeficiency virus，HIV）引起。HIV引起的疾病包括HIV感染及后期的获得性免疫缺陷综合征（acquired immunodeficiency syndrome，AIDS）。根据中国艾滋病预防控制中心报告：2020年底全国有105.3万存活的HIV感染者，累计报告死亡病例35.1万。

2. 感染HIV的口腔病损及传播　HIV在口腔的表现包括念珠菌病、毛状白斑、卡波西肉瘤和非霍奇金淋巴瘤等。HIV的传播途径包括性接触、血液及血制品传播、母婴传播。碘酊、过氧乙酸、戊二醛、次氯酸钠、70%乙醇等对HIV有灭活作用，100℃处理20分钟可将HIV完全灭活。AIDS的传染源包括HIV感染者和艾滋病患者。

（二）乙型肝炎

1. 流行现状　乙型病毒性肝炎简称乙肝，由乙型肝炎病毒（hepatitis B virus，HBV）感染引起。我国HBV感染者约7 000万，其中慢性乙型肝炎患者有2 000万～3 000万。

2. 乙型肝炎病毒的传播　乙肝表面抗原阳性者具有传染性，乙肝核心抗原阳性者有高度传染性。HBV主要传播途径包括血液传播、性接触及母婴传播。通过直接接触患者的血液、唾液、龈沟液以及接触被污染的环境都可能感染HBV。HBV是一种耐热的病毒，在95℃时5分钟才能被杀灭，在工作台表面可存活几周。在唾液、痰、母乳、眼泪、伤口分泌的液体、尿、精液及月经中可发现HBV，仅需极少量的病毒就可导致感染。

（三）结核

结核病是由结核分枝杆菌感染引起，主要通过空气传播。根据WHO《2021年全球结核病报告》数据：我国2020年估算的结核病新发患者数为84.2万，我国估算结核病发病数排全球第2位。完整的口腔黏膜和唾液淀粉酶是预防口腔结核感染的先天免疫屏障。

（四）梅毒

梅毒是由梅毒螺旋体引起的性传播疾病。获得性梅毒有三期，初期病变为唇部等硬结、溃疡，二期病变为"黏膜斑"，三期病变常为腭部坏死甚至穿孔。先天性梅毒可表现为梅毒牙等异常特征。原发的硬疳和继发的皮肤病损可成为感染源，接触感染者的血液可引起疾病传染。

第2节　口腔医疗保健中的感染控制措施

一、患者的检查与评价

1. 采集病史　口腔医生主要通过采集病史来了解和评估口腔病患者的健康状态。一般包括主诉、现病史、既往史、家庭病史等。主要是了解患者的感染疾病史，如艾滋病、乙肝、淋病、梅毒等。口腔医生应特别注意不明原因的高热、体重减轻、不易治愈的感染、不明原因的淋巴结肿大、长期慢性腹泻等症状，这些可能提示HIV感染。

2. 社会史　鉴别是否为高危人群：有男男同性性行为者、静脉注射毒品者、多性伴侣人群、性传播感染群体、感染HIV母亲的子女、与感染者接触的异性。

3. 口腔软组织检查　识别感染性疾病的早期口腔表征，从而鉴别病毒携带者。

二、个人防护

（一）患者防护

1. 治疗前　在口腔内进行有创操作前需行全口龈上洁治术，术前嘱患者进行认真刷牙、氯己定漱口液含漱等准备，减少口内细菌数量和去除食物残渣。

2. 治疗中　医生操作过程中尽量配一名助手，通过四手操作完成治疗，利用强弱吸唾器减少飞沫扩散引起的交叉感染。尽量使用橡皮障隔离唾液、血液等。

3. 治疗后　用三用枪冲洗患者口腔，用强弱吸唾器吸净唾液，擦净患者口腔颌面部污物，嘱患者漱口，避免患者将污染源带出诊室，引起交叉感染。

（二）医务人员防护

1. 树立职业安全防护意识　口腔医务人员必须能评估感染传播的风险及可能的后果，认识到哪些地方容易造成对感染物的暴露，知道怎样避免感染的风险。

2. 接种疫苗　所有结核菌素试验阴性及乙肝血清学指标阴性的口腔医务人员都应该进行疫苗接种。女性医务工作者应接种风疹病毒疫苗，预防受孕后胎儿畸形和流产。

3. 使用个人防护用品

（1）口罩　检查和治疗全过程必须佩戴口罩；在手术中不要接触或移动口罩；口罩一旦污染或潮湿应及时更换；治疗一结束就应立即摘除口罩。

（2）手套　所有接触血液、血污染唾液或口腔黏膜的检查和治疗、所有接触使用过器械的过程、所有接触患者身体组织的过程，都必须带上医用手套，用完后丢弃，出现破损必须立即更换。若有可能接触患者血液、体液时必须佩戴双层手套。

（3）防护眼镜和面罩　佩戴防护眼镜可以防止飞沫的危害，在进行超声波洁牙、外科手术时，常有大块的血液或体液喷溅，需要戴上面罩。

（4）工作服和工作帽　长袖工作服每日更换，一旦被污染立即更换，戴一次性工作帽。

4. 采用手卫生措施　手卫生为医务人员在从事职业活动过程中的洗手、卫生手消毒和外科手消毒的总称。

（1）手卫生方式　包括洗手、卫生手消毒和外科手消毒。常规的口腔科检查和非手术性操作用洗手和卫生手消毒即可；在手部有血液或其他体液等肉眼可见的污染时，应用肥皂（皂液）和流动水洗手；在手部没有肉眼可见污染时，可使用速干手消毒剂消毒双手。外科手术术前则必须进行外科手消毒。常用标准洗手六步法进行洗手。

（2）手卫生指征　可以归纳为两前三后：接触患者前，进行清洁或无菌操作前；接触患者体液后，接触患者后，接触患者周围环境后。

5. 安全使用尖锐器械　医务人员使用器械时禁止手对手传递锐器；禁止将使用后的一次性针头重新套上针头套；如果必须回套，可采用单手操作法盖回针头套；禁止徒手直接接触使用后的针头、刀片等锐器。万一发生锐器伤,应立即用皂液和流动水清洗被污染的皮肤。如有伤口,应当由近心端向远心端轻轻挤压,避免挤压伤口局部,挤出损伤处的血液,再用皂液和流动水进行冲洗。伤口冲洗后,可用75%乙醇溶液或者0.5%聚维酮碘溶液进行消毒,并包扎伤口。

三、口腔器械的消毒与灭菌

1. **器械的处理** 口腔器械处理操作流程包括回收、清洗、干燥、检查与保养、消毒、包装、灭菌。口腔器械使用后应与废弃物品分开放置,及时回收。结构复杂不易清洗的口腔器械(如牙科小器械、根管治疗锉等)宜保湿放置,保湿液可选择生活饮用水或酶类清洁剂。口腔器械清洗方法包括手工清洗和机械清洗。选择适宜的干燥温度:金属类干燥温度70～90℃,塑料类干燥温度65～75℃。口腔器械危险程度分类与消毒、灭菌、储存要求,见表11-1。

表11-1 口腔器械危险程度分类与消毒、灭菌、储存要求

危险程度	口腔器械分类	消毒、灭菌水平	储存要求
高度危险	拔牙器械:拔牙钳,牙挺,牙龈分离器,牙根分离器,牙齿分离器等 牙周器械:洁治器,刮治器,牙周探针,超声工作尖等 根管器具:根管扩大器,各类根管锉,各类根管扩孔钻,根管充填器等 手术器械:包括种植牙,牙周手术,牙槽外科手术用器械,手机等 其他器械:牙科车针,排龈器,刮匙,挖匙,电刀头等	灭菌	无菌保存
中度危险	检查器械:口镜,镊子,器械盘等 正畸用器械:正畸钳,带环推子,取带环钳子,金冠剪等 修复用器械:去冠器,拆冠钳,印模托盘,垂直距离测量尺等 各类充填器:银汞合金输送器 其他器械:牙科手机,卡局式注射器,研光器,吸唾器,三用枪头,成形器,开口器,金属反 光板,拉钩,用于舌、唇、颊的牵引器	灭菌或高水平	清洁保存
低度危险	调刀,模型雕刻刀,蜡刀,橡皮调拌碗,橡皮障架,打孔器,聚醚枪,技工钳	中低度水平	清洁保存

2. **器械的消毒** 消毒是指清除或杀灭物品上的致病微生物,使之达到无害化的处理。①高效消毒方法:可以杀灭一切致病性微生物的消毒方法,能杀灭一切细菌繁殖体、病毒、真菌及其孢子、细菌芽孢等,包括紫外线、含氯消毒剂、臭氧、二氧化氯等;②中效消毒方法:可杀灭和去除细菌芽孢以外的各种致病性微生物的消毒方法,包括超声波、碘类消毒剂、醇类消毒剂等;③低效消毒方法:只能杀灭细菌繁殖体,包括苯扎溴铵、氯己定等。

3. **器械的灭菌** 灭菌是指杀灭物品上的一切微生物,包括芽孢,使之达到无菌程度。低度、中度危险的口腔器械可不包装,消毒或灭菌后直接放入备用清洁容器内保存。纸塑袋包装时应密封完整,密封宽度≥6mm,包内器械距包装袋封口处≥2.5cm。口腔科常用的灭菌法包括高温压力蒸汽灭菌、干热消毒灭菌等。预真空的压力蒸汽灭菌法是目前口腔领域首选和最有效的灭菌方法,碳钢材质的器械宜选干热灭菌。

四、口腔诊疗环境的消毒

口腔门诊的环境布局至少应当包括诊疗区、器械处理区、候诊区、生活休息区、医疗废物贮存区等。各区均需独立设置，符合洁污分区的基本防控原则。污染区主要指以患者头部为中心，半径0.5～1.0m范围和污染器械存放区以及医疗废物暂存区。

1. 表面消毒　物体表面消毒是指采用物理或化学的方法，杀灭或清除物体表面的病原微生物，使其达到无害化的操作过程。物体表面的清洁与消毒应当遵循以下原则：①采取先清洁后消毒的湿式卫生清洁方式；②由上至下、由里及外、由洁至污；③清洁工具应当分区使用，实行不同颜色的标记管理；④物体表面遇有患者体液、血液等污染时，应当随时进行污渍清洁与消毒；⑤严禁将使用后或已被污染的擦拭布巾或地巾重复浸泡。

2. 空气消毒　在气候条件允许时，应尽量打开门窗通风换气，扫地时采用湿式清扫。诊室的空气消毒包括：①臭氧消毒。要求达到臭氧浓度≥20mg/m³，在相对湿度≥70%条件下，消毒时间≥30分钟。②紫外线消毒。紫外线灯照射时间应＞30分钟。③化学消毒剂或中草药消毒剂进行喷雾或熏蒸消毒方式。0.5%～1.0%的过氧乙酸水溶液熏蒸或过氧化氢喷雾。消毒时室内不能有人，甲醛因有致癌作用不能用于室内消毒。

3. 地面消毒　当地面没有明显污染情况下，通常采用湿式清扫，可用清水、2%～5%甲酚皂（来苏）溶液、0.2%含氯石灰（漂白粉）溶液进行扫除，每日1～2次清除地面的污秽。当地面受到病原菌污染时，通常采用含有效氯500mg/L的消毒液或0.2%过氧乙酸溶液拖地或喷洒地面。当医院墙面受到病原菌污染时，可采用化学消毒剂喷雾或擦洗，墙面消毒高度为2～2.5m。对细菌繁殖体、肝炎病毒、芽孢污染者，分别用含有效氯250～500mg/L、2000mg/L、3000mg/L的消毒剂溶液喷雾和擦洗处理。

4. 水路消毒　口腔综合治疗台应提供蒸馏水，同时可在储水瓶内加入各种化学制剂，常用消毒液为次氯酸钠、戊二醛、0.26%的过氧乙酸、含氯二氧化物。如果口腔综合治疗台当天不再使用，应按清除键，让水路流出蒸馏水约2分钟，倒空水瓶，排空水路所有水分直至空气排出；安装过滤装置；使用防回吸手机或为综合治疗台配备防回吸阀；每日开诊前及当日工作结束后冲洗水路2分钟，每位患者治疗后立即冲洗水路30秒。

五、口腔医疗废物的处理

黑色袋装生活废物，黄色袋装除了尖锐性物品外的医疗废物，红色袋装放射性废物；不得将医疗废物混入生活垃圾；未被污染的包装物等可按生活废物进行回收；一次性镊子、探针、口镜等弃入锐器盒；医疗废物袋或容器的盛载量不得超过3/4，严密封口不得取出。

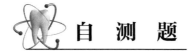

自 测 题

单选题

1. 95℃时要（　　）分钟才能将HBV杀灭

　A. 10　　　　　B. 5　　　　　C. 20

　D. 15　　　　　E. 25

2. 口腔医务人员可能被感染的途径主要为以下几种，除了（　　）

A. 直接接触受感染的血液及分泌物

B. 直接接触受感染的病损

C. 接触含有感染病源的飞沫微滴

D. 污染器械刺伤

E. 食用被污染的食品

3. 口腔医疗保健中通过空气传播的疾病是（　　）

A. 艾滋病　　　　　　　B. 梅毒
C. 乳头状瘤　　　　　　D. 结核
E. 乙型肝炎

4. 口腔器材灭菌方法中，最常用的是（　　　）
A. 化学蒸汽压力灭菌法
B. 高压蒸汽灭菌法
C. 化学熏蒸灭菌法

D. 玻璃球/盐灭菌法
E. 干热灭菌法

5. 艾滋病常见口腔病损不包括（　　　）
A. 龋病　　　　　　　　B. 毛状白斑
C. 卡波西肉瘤　　　　　D. 非霍奇金淋巴瘤
E. 念珠菌病

（刘泽念）

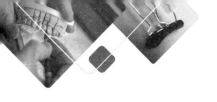

实 训

实训一　社区口腔健康调查

一、临床检查方法和标准一致性检验方法

【目的和要求】

1. 熟练掌握口腔健康调查的临床检查方法。

2. 熟练掌握口腔健康调查标准一致性的检验方法。

3. 学会口腔健康调查的实施步骤。

4. 学会口腔健康调查的方案设计。

【内容】

1. 简要复习口腔健康调查的基本理论。

2. 口腔健康调查的临床检查标准和方法。

3. 调查标准一致性的检验方法。

【器材】 5号牙科探针、CPI探针、平面口镜、镊子、调查表格（WHO口腔健康评价表）、铅笔、橡皮擦和检查盘等。

【方法和步骤】

1. 采用小班制，由带教老师以讲课方式完成理论复习。

2. 由带教老师以示教方式进行临床口腔健康检查和调查表格的填写，注意老师的操作程序和检查者与记录员的配合。

3. 检查项目

（1）龋病检查　检查顺序按顺时针方向，右上→左上→左下→右下，要注意牙体色、形、质的改变。用探针探到牙的点隙窝沟或光滑面有明显龋洞、釉质下破坏，或可探到软化洞底或壁部。对于釉质上的白斑、着色的不平坦区、探针可插入的着色窝沟但底部不发软及中度到重度氟牙症所造成的釉质上硬的凹陷，均不诊断为龋。每颗牙的5个面（前牙4个面）都要检查。

（2）牙周检查　从右上颌第三磨牙开始，以顺时针方向检查每一颗牙，到右下颌第三磨牙结束。先检查唇颊面，从牙齿的唇颊面远中邻接点到唇颊面近中邻接点，再检查舌腭面，从牙齿的舌腭面远中邻接点到舌腭面近中邻接点，牙龈出血、牙石、牙周袋一次探查，以每个牙的最重情况作为该牙计分，依次探查全口牙。

4. 选15名实习同学作为受检者，带教老师为参考检查者，其他同学为检查者，依次作龋齿检查，然后每个检查者的检查结果按相同牙位与参考检查者比较，观察检查者之间技术误差大小。将检查结果代入Kappa值公式计算。可靠度不合格（Kappa值在0.4以下）的同学重新学习龋齿检查标准，再做检查。

5. 老师做课后小结，有针对性地对同学们出现的问题进行分析和讲解。

【注意事项】 熟练掌握临床检查标准；注意检查的体位和支点。

【实习报告与评定】

1. 评定学生对龋、失、补指数和改良CPI指数的掌握情况。

2. Kappa值的计算结果。

3. 评定学生对标准一致性检验方法的掌握程度。

【思考题】

1. 龋病检查的顺序及注意事项是什么？

2. 牙周检查的次序是什么？

二、社区口腔健康调查的实施

【目的和要求】

1. 熟练掌握社区口腔健康调查的步骤。

2. 学会调查问卷的设计、内容和调查问卷结果的统计。

【内容】

1. 社区口腔健康调查。

2. 调查问卷的设计、内容和调查问卷结果的统计。

【器材】 5 号牙科探针、CPI 探针、平面口镜、镊子、调查表格、铅笔、橡皮擦、垫板等。

【方法与步骤】

1. 社区口腔健康调查（以中小学生为例）

（1）同学之间做龋齿检查，标准一致性检验合格的同学可参加本次调查活动。

（2）带教老师选择并联系好学校和受检对象，最好是在小学检查 6～12 岁儿童，安排好进度，明确分工，根据调查对象数目，印制表格，准备器材。

（3）调查可以是全校普查，也可以是每个年级检查 1～2 个班的学生，还可以是指定年龄组的抽样调查，例如调查 6 岁、9 岁、12 岁年龄组。

（4）选择并布置好调查现场，调查时要调节好被调查者的数量，维持好调查秩序。在调查过程中应注意乳恒牙的鉴别。为了使调查取得良好效果，还应在调查过程中，针对发现的情况不失时机地宣传口腔卫生知识。

（5）每检查完一个受检者，要认真核对检查表上每个检查项目是否填写完全，记录符号是否准确无误，遇有无法判断和解决的问题，要及时请老师帮助和指导。

2. 调查问卷的设计、内容和调查问卷结果的统计 一般多采用选择式、填空式、答题式的问卷进行调查。

（1）问卷设计原则：①根据调查，假设提出的问题与目标相符。②避免使用专业术语或复杂难懂的语言，被调查者应能看懂，能回答，并且愿意回答，感兴趣。③预先确定统计分析的性质与方法。④问题内容的布局合理，结构完整，排列有序，先易后难，由浅入深。

（2）问卷结构：常采用闭卷型，提供答案选择，顺序排列。

（3）问卷内容：一般包括个人背景资料，口腔卫生知识和健康意识，口腔卫生实践（习惯与方式），口腔健康状况自我评估，口腔保健服务利用与口腔健康教育。

（4）问题的难易度：提出的问题应有难易程度的差异，要有常识性问题，也要有比较深的问题。

（5）调查方法：问卷调查应尽可能采取集中自填为主，当场发卷、立即回答、当场收卷的方式，不准讨论。

3. 实验结束后，教师就本次实验中出现的问题做讲评小结。

【注意事项】 口腔健康调查步骤正确。

【实习报告与评定】

1. 评定学生口腔健康调查的现场组织能力。

2. 评定学生填写口腔健康调查表的完成情况和熟练程度。

【思考题】

1. 在口腔健康调查的现场应注意哪些问题?

2. 口腔健康调查的问卷一般包括哪些内容?

三、社区口腔健康调查报告

【目的和要求】 学会完成简要的口腔健康调查报告。

【内容】 根据上次社区口腔健康调查的资料统计的结果或者老师准备好的一份资料拟写口腔健康调查报告。调查报告应由以下几部分组成。

1. 摘要　报告内应包括一个简短的摘要,高度概括调查的主要内容,应包括调查的目的、方法、结果和结论。

2. 调查背景　是调查报告的开始部分,简要说明开展本项调查的背景和思路。

3. 调查目的　用简洁的文字明确地说明调查目的。

4. 材料和方法

(1)调查人群基本情况　说明调查的地区、范围和人群的一般情况。

(2)抽样方法　必须说明所采用的是何种抽样方法、样本含量。在抽样时遇到的任何问题都应在报告中有所反映。

(3)调查方法　如问卷调查、临床检查,或者两种方法同时采用。

(4)检查标准　说明调查中采用的临床检查和(或)问卷调查的指标根据的标准,检查器械和现场调查的安排,如所采用的光源、体位等。

(5)统计方法　简要说明资料分析中所用的统计方法,所设α值水平。采用统计软件分析时说明其名称和版本。

(6)调查结果的可靠性　应说明参加调查的人数、业务水平、接受培训的情况,调查前检查者标准一致性检验的情况,调查中重复检查的分析结果,以便对资料的信度和效度作出恰当的评价。

5. 结果　是报告的主体部分。要求指标明确,数据准确,内容充实,并通过统计图表,结合文字分别描述。图表应标志清楚,使读者不需要参阅正文就能理解。调查者的议论、评价以及前人的调查报告等均不应掺杂进去。

6. 讨论　这部分内容是从理论上分析和综合所得的结果,是对资料的多方面探讨,也是对结果进一步的补充说明。因此,讨论的目的如下。

(1)说明调查结果与调查目的符合程度。

(2)经过分析和比较,应突出特别有意义的结果,以说明本调查的价值和意义。

(3)在阐明某些结果或在制订计划上对今后工作提出建议。

7. 结论　这是报告的最后部分。其文字应简洁,观点明确,概括出调查结果和讨论分析后的认识,使人们对本调查的内容和结果有一个总体的了解。

【器材】 统计资料、计算机等。

【方法和步骤】

1. 老师讲解口腔健康调查报告的文章结构和写作要点。

2. 同学们以小组为单位分工完成调查报告。

3. 各小组交流,讨论调查报告的长处与不足。

【注意事项】 注意健康调查报告书写的完整性和规范性。

【实习报告与评定】 评定学生拟写口腔健康调查报告的掌握程度。

【思考题】
1. 健康调查报告包含哪几部分?
2. 书写调查报告讨论的目的是什么?

实训二 口腔健康教育与促进

【目的和要求】
1. 熟练掌握口腔健康教育的方法。
2. 学会口腔健康教育材料的制作和科普演讲的技巧。

【内容】
1. 学习口腔健康教育材料的制作。
2. 学习口腔健康科普演讲的技巧。
3. 根据近年爱牙日的主题,制作一份口腔健康教育材料(海报、图文、幻灯片、动画、视频等形式不限),或准备一次口腔健康科普演讲(5~8分钟)。

【器材】 计算机、投影等电教设备,牙齿模型等宣教用品。

【方法和步骤】
1. 由带教老师以讲课方式学习口腔健康教育材料的制作和口腔健康科普演讲的技巧。
2. 学生可选择制作口腔健康教育材料或准备口腔健康科普演讲。口腔健康教育材料可以小组为单位进行设计、制作,提供核心信息文字稿。口腔健康科普演讲时需提供演讲稿。
3. 集中展示各小组所制作的口腔健康教育材料,或进行口腔健康科普演讲比赛,由带教老师和全体学生共同进行点评。

【口腔健康教育材料的制作】
口腔健康教育材料应主题鲜明,贴合目标人群,具有科学性、艺术性、通俗性和实用性(实训图2-1)。

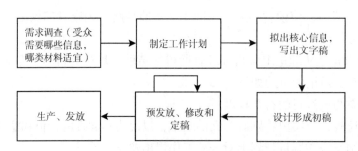

实训图2-1 口腔健康教育材料设计制作步骤图

1. 折页 图文并茂,比例合适,文字大小适中,语言简明扼要,图画生动形象。
2. 海报 主题明确,图文比例合适、大小适中,提炼核心信息关键词或关键句。
3. 图文 逻辑清晰,图片运用合理,用词科学准确,语言通俗易懂,忌照搬教科书。
4. 幻灯 内容符合目标人群需求,排版美观,文字大小适中,用词科学准确。
5. 动画、视频 内容生动有趣,画面清晰连贯,故事性强,时间宜3~5分钟。

健康教育材料设计中常出现以下问题:①文字太多:海报、折页中使用过多文字,导致核心信息不突出。海报一般是在公共场所使用,应该能够使人在短暂的时间里就接受到信息,才能达到传播效果。②字号太小:海报上的文字应让人在3米以外能看见。③文字在图画上或文字与底色的反差小。④变形字:使用艺术字体增加了受众辨认的难度,不利于信息传播。⑤使用英文等文字:如果健康教育材料的受众不包括外国人，则无需使用英文。如果受众为少数民族且有民族语言，则需考虑加用少数民族语言文字。⑥画面过杂：减少与核心无关的画面，非主体画面颜色不宜太鲜艳。⑦色彩过暗。

【口腔健康科普演讲的技巧】　一次好的口腔健康科普演讲要能抓住听众的耳朵，让听众愿意听、注意听、认真听。口腔健康科普演讲技巧包括演讲前的准备、开场白和结束语技巧、有声语言表达、态势语言表达等。

1. 演讲前的准备　①收集演讲材料，明确选题，一句话概括出题目，围绕主题广泛收集材料。②了解听众，包括他们是谁？背景如何？为什么来听演讲？有什么需求？对演讲主题了解多少？对观众了解得越详细、越深刻，演讲就越有针对性。③准备演讲稿。一篇好的演讲稿逻辑清晰，中心明确，论点充实。还应考虑听众的特点，如面对普通老百姓，语言要通俗生动、质朴无华；面向知识分子，需注意学术性与现实性的统一，语言幽默风趣等。只有写好演讲稿才能有备无患，有的放矢。④辅助教具准备，如幻灯片、牙齿模型等。借助教具，可以更形象、更生动地表达主题，加深印象，增强演讲的效果。教具应根据演讲内容、场地条件和听众特征合理选用。⑤衣着整洁大方，精神饱满，仪态自如，合理安排时间。

2. 有声语言表达技巧　①选词造句要适当，能够准确地阐述事物。②语言通俗易懂，做到既有科学性又有通俗性。多用口语化语言，在推敲锤炼上下功夫。③语言精练，表达适宜。发音正确、清晰，声音洪亮自然，语速适中。演讲时有激情，跟随演讲节奏调整语音语调。控制演讲的节奏，适当停顿。④善用修辞，如比喻、排比、设问和反问。运用重复性语言强调重点内容。善用谚语和幽默性语言。

3. 开场白和结束语表达技巧　①提问式开场白：设问或反问，抓住听众的心理，使听众产生兴趣。②悬念式开场白：设计悬念，勾起听众的好奇心，引起听众的注意。可以利用道具，也可以"语出惊人"。③新闻式开场白：开场就发布一条引人注目的新闻，引起听众的注意。④"套近乎"式开场白：根据听众特点，讲述自身经历，缩短与听众间的距离。⑤结束语：包含鼓动和号召的方式，借用名人的话或诗歌的方式，提出希望和忠告的方式，幽默式，总结的方式。

4. 态势语言表达技巧　①姿势：台风自然、真诚，保持良好的姿态，自然站立，站直且重心要稳。切忌驼背、耸肩、摇头晃脑、望天、低头等。②手势：用手势来强调或描述某个观点或某种事物。恰当运用手势，会增强传出信息的清晰性，增强表达思想感情时的感染力。但手势一定要用得合适、自然。避免手势始终固定在某个位置上，或连续用手势。③眼神：前视法（视线平直，统摄全场听众，落地一般在最后一排的头顶），点视法（视线集中在某一点或某一片，有重点、有选择地注视），环视法（有节奏或周期性地环顾全场听众），虚视法（"眼中无听众，心中有听众"，睁大眼睛面向全场听众，可以帮助消除演讲者的怯场心理）。④面部表情：以面部表情辅助和强化口语表达，微笑待人，和蔼亲切。

【注意事项】

1. 口腔健康教育材料要主题鲜明，具有科学性、艺术性、通俗性和实用性。

2. 口腔健康科普演讲时注意演讲技巧。

【实习报告与评定】

1. 评定学生制作的口腔健康教育材料（核心信息文字稿30%，设计、制作70%）。

2. 评定学生口腔健康科普演讲的完成情况（演讲稿50%，演讲能力50%）。

【思考题】

1. 制作发放给老年人的口腔健康教育折页时有哪些注意事项？

2. 面向幼儿园小朋友进行口腔健康科普时有哪些注意事项？

实训三 龋病预防——窝沟封闭、非创伤性修复

一、窝沟封闭

【目的和要求】

1. 学会窝沟封闭的临床操作方法与步骤。

2. 熟练掌握窝沟封闭的临床操作注意事项。

3. 学会窝沟封闭所需的器材的使用方法。

【内容】

1. 教师带领学生复习窝沟封闭相关理论知识。

2. 教师演示窝沟封闭操作步骤，详细讲解操作要领与注意事项。

3. 学生分组进行操作训练，教师全程指导。

4. 教师评价学生作品，总结、分析、解决学生操作中存在的共性问题。

【器材】 酸蚀剂、窝沟封闭剂、光固化灯、检查盘、小毛刷、注射器、离体牙等。

【方法和步骤】

1. 教师带领学生复习窝沟封闭的适应证、窝沟封闭剂等理论知识。

2. 教师演示窝沟封闭的操作步骤，详细讲解操作要领与注意事项。

3. 学生以实训小组为单位分组进行操作训练，教师全程指导。

（1）清洁牙面 在低速手机上装好锥形小毛刷或橡皮杯，蘸取适量清洁剂或清水来回刷洗牙面，用探针清洁窝沟。彻底冲洗牙面后再用尖锐探针清除窝沟中残余的清洁剂。

（2）酸蚀 用棉纱球或棉卷隔湿，将牙面吹干后用细毛刷、小棉球或小海绵块蘸酸蚀剂放在要封闭的牙面上。酸蚀面积应大于接受封闭的范围，为牙尖斜面的2/3。恒牙酸蚀时间为20～30秒，乳牙为60秒。

（3）冲洗和干燥 酸蚀后用水枪或注射器加压冲洗牙面10～15秒，边冲洗边用吸唾器吸干，去除牙釉质表面的酸蚀剂和反应产物。如用30%～40%的磷酸凝胶酸蚀，冲洗时间应加倍。冲洗后立即更换干棉球或干棉卷隔湿，随后用无油无水的压缩空气吹干牙面约15秒，也可采用挥发性强的溶剂如无水酒精、乙醚辅助干燥。

（4）涂布封闭剂 用细刷笔、小海绵或厂家专用供应器，将封闭剂涂布在酸蚀的窝沟点隙处。若采用自凝封闭剂，封闭前要取等量A、B组分调拌10～15秒，完全混匀后在45秒内涂布。若采用光固化封闭剂则不需调拌，可直接取出涂布在牙面上。

（5）固化 自凝封闭剂涂布后1～2分钟即可自行固化。光固化封闭剂涂布后，立即用可见光源照射。照射距离约离牙尖1mm，照射时间为20～40秒。照射范围要大于封闭剂涂布范围。

（6）检查 用探针进行全面检查，了解固化程度、粘接情况、有无气泡存在等，寻找遗漏或未封闭的窝沟并重新封闭，观察有无过多封闭材料及是否需要去除，如检查发现殆面有咬合高点，应调整咬合。

4. 学生完成操作后，各小组进行个人自评和组内互评，发现、分析并解决存在的问题，不能解决的提交给教师。

5. 教师评价学生作品，引导学生分析并解决共性问题。

6. 实训课结束，学生清场，归还器材并保持实训室整洁。

【注意事项】

1. 严格控制适应证，规范操作。

2. 酸蚀过程中不要擦拭酸蚀牙面，以免降低粘接力。放置酸蚀剂时应注意酸的用量适当，不要溢出至口腔软组织，并避免产生气泡。

3. 封闭前保持牙面干燥，避免被唾液或机油污染，这是封闭成功的关键。

4. 干燥后的酸蚀牙面应呈白垩色外观，若不是，应重复酸蚀。

5. 若采用自凝封闭剂，调拌时一要掌握好速度，避免产生气泡而影响固化质量；二要掌握好时机，在初凝阶段前完成。涂布后避免再污染和搅动。

6. 若采用光固化封闭剂，在连续封闭多颗牙时，封闭剂不宜取量过多，或使用暗盒储存，避免封闭剂发生凝固。

7. 封闭时封闭剂应渗入窝沟，使窝沟内空气排出。在不影响咬合的情况下尽可能有一定厚度，以免涂层太薄，被咬碎后导致封闭剂脱落。若有高点则需调𬌗。

8. 临床工作中封闭后应定期（3个月、半年或1年）复查，观察封闭剂保留情况，脱落时应根据脱落的情况做相应处理或重新封闭。

【实习报告与评定】

1. 评定学生对窝沟封闭操作步骤的掌握情况。

2. 评定学生窝沟封闭的作品。

【思考题】

1. 窝沟封闭的操作步骤有哪些？

2. 如何提高窝沟封闭的操作效果？

二、非创伤性修复

【目的和要求】

1. 学会非创伤性修复的临床操作方法与步骤。

2. 熟练掌握非创伤性修复的临床操作注意事项。

3. 学会非创伤性修复所需器材的使用方法。

【内容】

1. 教师带领学生复习非创伤性修复相关理论知识。

2. 教师演示非创伤性修复操作步骤，详细讲解操作要领与注意事项。

3. 学生分组进行操作训练，教师全程指导。

4. 教师评价学生作品，总结、分析、解决学生操作中存在的共性问题。

【器材】 玻璃离子粉和液、牙本质处理剂、调拌纸、调拌刀、挖匙、牙用手斧、雕刻刀、棉球、检查盘、离体牙、成型片、软木楔、乳胶手套、凡士林、咬合纸等。

【方法和步骤】

1. 教师带领学生复习非创伤性修复的适应证，介绍各器械的使用方法和目的。

2. 教师演示非创伤性修复的操作步骤，详细讲解操作要领与注意事项。

3. 学生以实训小组为单位分组进行操作训练，教师全程指导。

（1）备洞 棉卷隔湿保持干燥，湿棉球擦去牙面菌斑，干棉球擦干表面，确定龋损大小。若牙釉质开口小，使用牙用斧形器扩大入口，使用湿棉球去除破碎牙釉质，再用棉球擦干。入口开大后湿润龋洞，用挖匙去除腐质，进一步扩大洞口，将腐质去除干净。

（2）清洁 小棉球蘸一滴牙本质处理剂涂布全部窝洞10秒后，立即冲洗两次。

（3）混合与调拌 根据粉液比例，在调拌纸上把粉分为两等份，将液体瓶水平放置片刻使空气进入瓶底，然后将一滴液体滴到调拌纸上。使用调拌刀将粉与液体混合，避免扩散。一半粉剂湿润后，再混合另一半粉。在20～30秒内完成调拌，然后快速将调好的材料放入洞内。

（4）充填

1）单面洞的充填：①保持工作环境干燥，用棉球擦干龋洞；②调拌好玻璃离子，用雕刻刀钝端将其放入备好的洞内，用挖匙凸面压紧玻璃离子，注意避免气泡，充填材料稍高于牙面，将余下的点隙窝沟一并充填；③在充填材料失去光泽前，将戴手套的手指涂少许凡士林放在其上向龋洞内紧压，使玻璃离子进入龋洞内，约30秒后，当材料不再有黏性后再移开手指；④用器械去除多余材料，使用凡士林覆盖玻璃离子表面，维持充填物干燥30秒；⑤充填后用咬合纸检查咬合情况，若咬合高可用器械去除多余材料，调整到正常咬合，再涂一层凡士林。

2）前牙复面洞的充填：①棉卷保持工作环境干燥，棉球擦干龋洞；②在牙邻面正确放置成型片使充填体符合设计的邻面外形，将软木楔放置在牙龈缘之间保持成型片位置；③根据前述方法调拌玻璃离子并稍许超填，用手指平行牙面方向紧紧压住成型片，围绕唇面将其紧紧裹住使材料进入龋洞，用大拇指紧按约30秒直到材料固化；④去除成型片，用雕刻刀去除多余材料，检查咬合并再涂一层凡士林。

3）后牙复面洞的充填：①保持充填牙干燥，涂处理剂，放置成型片，将木楔放于牙龈缘支持成型片保持接触点；②用玻璃离子充填龋洞并涂凡士林，用雕刻刀去除多余材料以保证对𬌗牙不破坏修复体，不接触对𬌗牙；③修整邻面牙龈缘，必要时再涂凡士林，保持充填体干燥30秒。

4. 学生完成操作后，各小组进行个人自评和组内互评，发现、分析并解决存在的问题，不能解决的提交给教师。

5. 教师评价学生作品，引导学生分析并解决共性问题。

6. 实训课结束，学生清场，归还器材并保持实训室整洁。

【注意事项】

1. 严格控制适应证，规范操作。

2. 备洞时应彻底去除腐质，洞缘可能断裂的釉质薄片也应去除。

3. 备洞时使用挖匙应垂直围绕洞的边缘转动，接近牙髓腔的牙本质应保留，避免牙髓暴露，注意及时清洁器械。

4. 临床工作中若清洁时窝洞被血及唾液污染，应及时止血，冲洗并干燥，用干棉卷隔湿再涂处理剂。

5. 调拌玻璃离子时应防止过稀、过干或混入气泡。仅在调拌时才打开包装瓶，取出粉、液，使用之后将装粉剂的瓶盖旋紧，以防受潮。并立即将器械上的材料去除干净或放入水中，便于清洁。

6. 充填时应紧压材料，将之密实充填入窝洞。

7. 单面洞可直接进行充填，复面洞充填时应注意确保充填物外形正常，必要时使用成型片恢复患牙邻面外形。

8. 临床工作中充填完成后，应嘱患者漱口并在1小时内避免进食。

【实习报告与评定】

1. 评定学生对非创伤性修复操作步骤的掌握情况。

2. 评定学生非创伤性修复的作品。

【思考题】

1. 非创伤性修复的操作步骤有哪些？

2. 前牙复面洞和后牙复面洞的操作步骤有何差异？

3. 如何提高非创伤性修复的操作效果？

实训四　龋病预防——局部用氟

【目的和要求】

1. 熟练掌握含氟涂料的使用方法。

2. 熟练掌握含氟凝胶（泡沫）的使用方法。

【内容】

1. 理论知识回顾　复习氟的防龋机制以及氟化物防龋的局部应用方法。

2. 教师示教　教师在仿头模口中示范含氟涂料和含氟凝胶（泡沫）的使用方法及步骤。

3. 学生操作　学生三人一组互为医、护、患，进行含氟涂料和含氟凝胶（泡沫）的局部应用。

4. 小组讨论　学生操作完毕后组织小组讨论，总结实验中出现的问题及注意事项。

【器材】

一次性口腔检查器械盘、含氟涂料、含氟凝胶（泡沫）、一次性托盘、无菌棉球、三用枪、小毛刷等。

【方法和步骤】

1. 含氟涂料的使用

（1）清洁牙面　使用牙刷、牙线等工具彻底清洁牙面，以增强氟化物与牙面的接触，延长氟化物在牙面滞留的时间。

（2）隔湿和干燥　棉球拭干或三用枪吹干牙面。

（3）涂布　小毛刷蘸取含氟涂料，均匀涂布于各个牙面上，可借助牙线将涂料涂布于邻面，待其凝固。

（4）注意事项　嘱患者2～4小时内不漱口、不饮水、不进食，当天晚上不刷牙。

2. 含氟凝胶（泡沫）的使用

（1）清洁牙面　使用牙刷、牙线等工具彻底清洁牙面。

（2）调整患者体位　患者坐位，上身直立不要后仰，头可略低、前倾，以防含氟凝胶（泡沫）流入咽部。

（3）选择合适的托盘　根据患者牙列选择合适的托盘。托盘应能够覆盖全部牙齿且有足够的深度，深度以能够覆盖到牙颈部黏膜为宜。

（4）隔湿和干燥　压缩空气吹干牙面，口内放置吸唾器。

（5）放置含氟凝胶（泡沫）　将含氟凝胶（泡沫）置于托盘的边缘下2mm左右，以能够覆盖全部牙齿而又不过多溢出托盘为宜。

（6）放置托盘　将装有含氟凝胶（泡沫）的托盘放入患者上下牙列，轻轻加压，嘱患者轻轻咬合，使含氟凝胶（泡沫）布满牙面和牙间隙。在口内保留4分钟后取出。

（7）注意事项　托盘取出后，使用无菌棉球拭去残留含氟凝胶（泡沫）以减少氟化物的吞咽。嘱患者30分钟内不漱口、不饮水、不进食。

【注意事项】

1. 操作过程应时刻关注患者状态，加强人文关怀。

2. 时刻谨记氟化物的安全使用原则，避免过多使用氟化物，及时去除多余氟化物，防止患者不必要地摄入多余氟化物。

【实训报告与评定】

通过教师评价、组间评价、小组内互评等方式评定学生对局部用氟的操作方法和步骤的掌握程度。

【思考题】

1. 简述常用的局部用氟方法。

2. 简述局部涂氟的方法和步骤。

3. 简述含氟凝胶（泡沫）的使用方法和步骤。

实训五　刷牙与菌斑控制

【目的和要求】

1. 熟练掌握水平颤动拂刷法的操作步骤和要领。

2. 熟练掌握牙线的使用方法。

3. 学会圆弧刷牙法的操作步骤和要领。

4. 学会牙间隙刷的使用方法。

5. 学会菌斑染色方法和菌斑百分数的计算。

【内容】

1. 正确的刷牙方法　水平颤动拂刷法、圆弧刷牙法。

2. 牙线的使用方法。

3. 牙间隙刷的使用方法。

4. 菌斑染色。

5. 刷牙效果的检查方法和效果判断。

【器材】　菌斑显示剂（2%藻红）、一次性口腔检查器械盘、刷牙模型、牙刷、牙膏、牙线、牙间隙刷、口杯、面镜等。

【方法和步骤】

1. 教师演示　将学生每10～15人分成一组，由指导教师讲解并演示菌斑染色、各种刷牙方法、牙线与牙间隙刷的使用方法。示教可在刷牙模型上进行。

2. 学生练习

（1）菌斑染色　先用清水漱口，以清除食物碎屑，再用小棉球或棉签将菌斑显示剂轻轻地涂布于各个牙面，1分钟后漱口。检查牙面，菌斑附着的区域将被染色。统计有菌斑牙面总数，计算菌斑百分数。

（2）刷牙　学生自我练习实践各种刷牙方法，如水平颤动拂刷法和圆弧刷牙法。

（3）牙线的使用　方法见第六章。

（4）牙间隙刷的使用　从唇颊面插入牙间隙，由外向内来回拉动。注意尖头要朝向殆面，以避免损伤舌侧或腭侧龈乳头。

（5）检查刷牙效果　刷牙后再次进行菌斑染色，并重新计算菌斑百分数，与刷牙前的菌斑百分数比较，以检查刷牙效果。

【注意事项】　解决好刷牙漱口后的污物处理。

【实习报告与评定】

1. 评定学生对刷牙方法和牙线使用方法的掌握程度。

2. 通过菌斑显示剂及计算菌斑百分数评估学生刷牙前，刷牙后及使用牙线后牙菌斑的清除效率。

【思考题】

1. 水平颤动拂刷法和圆弧刷牙法的操作要领是什么？

2. 牙线的使用方法及操作要领是什么？

参考文献

卞金有，2018.口腔公共卫生.南宁：广西科学技术出版社.

丁继芬，2019.口腔预防医学.北京：中国医药科技出版社.

冯希平，2020.口腔预防医学.7版.北京：人民卫生出版社.

龚怡，2021.口腔医学发展史：口腔医学的科学之源.北京：人民卫生出版社.

孟焕新，2020.牙周病学.5版.北京：人民卫生出版社.

台保军，司燕，2020.口腔健康，一生关注——全生命周期口腔保健指导用书.北京：中国科学技术出版社.

王兴，2018.第四次全国口腔健康流行病学调查报告.北京：人民卫生出版社.

徐韬，2021.预防口腔医学.3版.北京：北京大学医学出版社.

自测题参考答案

第1章

1. D 2. C 3. A 4. E 5. C

第2章

1. D 2. E 3. C 4. E 5. B 6. B 7. B 8. A

第3章

1. A 2. D 3. C 4. C 5. C 6. B 7. B 8. D 9. E 10. D

第4章

1. B 2. E 3. E 4. C 5. A 6. E 7. B 8. A 9. B

第5章

1. B 2. C 3. B 4. D 5. C

第6章

1. A 2. C 3. C 4. C 5. E

第7章

1. E 2. E 3. B 4. E 5. B

第8章

1. C 2. C 3. B 4. B 5. A

第9章

1. C 2. A 3. E 4. A 5. C

第10章

1. E 2. A 3. D 4. C

第11章

1. B 2. E 3. D 4. B 5. A